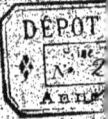

MATERNITÉ

DE

L'HOPITAL TENON

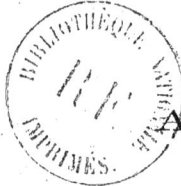

ANNÉE 1896

Service de M. CHAMPETIER DE RIBES

Interne : M. BARON.

Externes : MM. FORESTIER, DESCHAMPS, MONOD, RUELLE, FAUCON.

Sage-femme en chef : Mlle GRAILLOT.

Aides-sages-femmes : Mes FOURNIER, BILLAUD, THURET, BAUDIA.

P. BARON

INTERNE DES HOPITAUX

PARIS

G. STEINHEIL, ÉDITEUR

2, RUE CASIMIR-DELAVIGNE, 2

1897

MATERNITÉ

DE

L'HOPITAL TENON

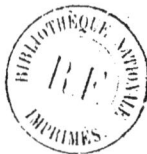

ANNÉE 1896

Service de M. CHAMPETIER DE RIBES

Interne : M. BARON.

Externes : MM. FORESTIER, DESCHAMPS, MONOD, RUELLE, FAUCON.

Sage-femme en chef : Mlle GRAILLOT.

Aides-sages-femmes : Mes FOURNIER, BILLAUD, THURET, BAUDIA.

P. BARON

INTERNE DES HOPITAUX

PARIS

G. STEINHEIL, ÉDITEUR

2, RUE CASIMIR-DELAVIGNE, 2

1897

AVANT-PROPOS

Je publie la statistique de la Maternité de l'Hôpital Tenon pendant l'année 1896, afin de répondre au vœu exprimé par M. le Directeur de l'Assistance Publique, et aussi pour mettre les documents que je possède à la disposition de ceux qui seront tentés de faire des recherches d'ensemble sur les Maternités de Paris.

J'ai pris modèle sur le Fonctionnement de la Maison d'Accouchements Baudelocque, que fait publier chaque année mon maître et ami, M. le professeur Pinard, d'abord parce que je trouve le modèle excellent, et aussi avec le désir de faciliter le travail de ceux qui auront à consulter plusieurs de nos statistiques.

Celle-ci a été dressée par l'interne du service en 1896, M. Baron, que je remercie bien sincèrement de toute la peine qu'il a prise.

Il a été aidé dans sa tâche par Mlle Graillot, qui occupait les fonctions de sage-femme en chef à la Maternité de Tenon, à laquelle elle est restée attachée pendant dix ans, et que j'ai emmenée à la Maternité de l'Hôtel-Dieu.

J'espère que l'Administration reconnaîtra un jour l'utilité d'avoir dans chacune de nos Maternités une sage-femme en chef et qu'une femme comme Mlle Graillot cessera d'avoir le titre, les appointements et le logement d'une sage-femme interne.

J'ai dirigé la Maternité de l'Hôpital Tenon depuis le 1er juillet 1889 jusqu'au 1er avril 1897.

La statistique de ce service pendant cette période est à peu près terminée : je compte prochainement la publier dans son ensemble.

J'ai détaché de ce travail cette dernière année, afin de me ranger sans plus tarder parmi ceux qui croient ces sortes de publications utiles ; non pas que mon opinion soit que les chiffres qu'elles contiennent expriment toute la vérité : trop de conditions diverses peuvent les faire varier ; mais pourvu qu'elles soient sincères, elles aideront à faire la lumière sur un certain nombre de points, et je trouve que c'est déjà beaucoup.

CHAMPETIER DE RIBES.

MATERNITÉ

DE

L'HOPITAL TENON

ANNÉE 1896

Durant l'année 1896, il est entré dans le service 979 femmes, comptées de 1 à 961, avec 18 numéros *bis* ou *ter*.

Sur ce nombre :

    445 femmes ont accouché à terme ;
    363   —   accouché de 8 à 9 mois ;
     86   —   accouché de 6 mois 1/2 à 8 mois ;
     73   —   fait des avortements.

Il reste 12 femmes dont :

    4 môles hydatiformes ;
    4 femmes ramenées de chez une sage-femme agréée ;
    4 sans renseignements.

On admet que les femmes sont à terme lorsqu'on compte 280 jours depuis le début de leurs dernières règles.

PREMIÈRE PARTIE

AVORTEMENTS

73 femmes sont entrées dans le service pour avortement. Sur ce nombre on trouve 15 primipares et 58 multipares.

Deux d'entre elles sont mortes : l'une, cardiaque en asystolie, est morte 3 jours après son avortement ; l'autre est une femme qui fit sa fausse couche en province et fut amenée 4 jours après dans le service en pleine infection grave, à laquelle elle succomba après 5 jours.

19 femmes ont eu des suites de couches fébriles et ont guéri après avoir été délivrées et curettées.

Quant aux causes des avortements, elles échappent dans l'immense majorité des cas. On a noté : la syphilis, l'albuminurie et le traumatisme. On ne l'a admis que lors-qu'on en a retrouvé des traces sous forme d'ecchymose.

Morbidité......................... 28,76 p. 100
Mortalité....... .... 2,73 —

2

N° d'ordre	TERME	PARITÉ	ACCOUCHEMENTS ANTÉRIEURS	DURÉE DU TRAVAIL	RUPTURE DES MEMBRANES	PRÉSENTATION	POIDS		DÉLIVRANCE		RÉTENTION	CAUSES DE L'AVORTEMENT	OBSERVATIONS
									NATURELLE	ARTIF.			
33	4 m. 1/2	III	1 avortement, 3 mois, 1 à terme	20 h. 30	Précoce		190	380	1 h. 30		caduque		
48	6 m.	I		13 h. 45									
50	6 m.	VII	1 av., 5 m. 3 acc., av. terme, 2 à terme	12 h. 30	Sp. dif. c.		320	830	45 m.		membran.		Syphilis du déb. de la gros.
50							830	1080	50 m.		membran.		Pleurésie et péricardite.
57	2 m.	X	6 avort., 3 à terme									Poche amniotique sans trace d'embryon.
71	5 m.	II	1 à terme									Œuf ouvert sans embryon ni cordon.
96	4 m.	II	1 à terme								caduque	Curettage ; œuf entier.
96	2 m.	IX	2 avortements, 6 accouchements à terme								membran	Chute. Avortement fait en ville ; curettage.
161	5 m. 1/2	I	1 avortement, 5 accouchements à terme	15 h. 15	Sp. dif. c.		200	980	50 m.		caduque		Avortement fait en ville ; curettage.
161 bis	4 m. 1/2	VII	6 acc. à terme							12 jours		Avortement fait en ville ; curettage.
161 ter	3 m.	VII	6 acc. à terme									Fœtus expulsé chez elle.
163	5 m.	VI	1 accouchement prématuré, 4 à terme	5 h. 45	Sp. dif. c.		80	720	Immédiat.		membran	1 Cardiaque asystolique.	Mort d'asystolie 3 jours après.
187	4 m. 1/2	VIII	1 av., 6 à terme	4 h.			60	140	Immédiat.				Œuf entier.
207	5 m.	III	2 à terme	15 h.	Précoce			480	Immédiat.				
247	4 m.	II	1 à terme	33 h.			10	170	30 m.				
276	5 m.	III	2 à terme	2 h.			90	810	Immédiat.		membran.		
282	5 m.	IV	2 accouchements prématurés, 1 à terme	2 h. 30	Sp. dif. c.		220	540	Immédiat.		caduque	Tuberculose pulmonaire.	Gardée 10 jours ; elle passe en médecine le 16e jour.
311	3 m. 1/2	IV	3 à terme	9 h.								Œuf expulsé entier.
313 ter	4 m. 1/2	II	1 à terme						1			Avortement fait en ville ; curettage.
315	3 m. 1/2	V	1 av., 3 à terme	0 h. 30			70	60				Œuf expulsé entier.
324	6 m. 1/2	II	1 à 8 m.				190	970	1		caduque	Avortement fait sur la voie publique.
336	3 m. 1/2	IV	2 à terme, 1 av.	8 h.			100	110	Immédiat.		membran.	Ballon Champetier.
352	5 m.	II		8 h. 30			120		1		caduque	Fœtus expulsé au dehors.
371	5 m. 1/2	I		7 h.			170	360			caduque	Syphilis. Pl. muqueuse.	Œuf expulsé entier ; curettage.
388	3 m.			10 h. 30	Sp. dif. c.		300	650	Immédiat.		caduque		Avortement fait en ville ; curettage.
393 bis	5 m.	VI	5 à terme									
406	3 m.	I		19 h.	Prématurée		55	60	Immédiat.		membran.		Œuf expulsé entier.
405	5 m. 1/2	III	2 à terme	8 h.			280	720					Œuf expulsé entier, 15 jours avant.
422	3 m.	IV	2 accouchements av. terme, 1 à terme				80		15 jours				Fœtus expulsé chez elle, 15 jours avant.
404	3 m.	VIII	1 avortement, 6 à terme	7 h.			700		12 h.		membran.		Fœtus expulsé chez elle.
447	5 m.	II	1 à terme	19 h. 30	Sp. dif. c.		60	80	3 h.		caduque		Avortement fait au Bastion 29 ; envoyée dans le service.
468 bis	4 m.	I							5 jours		caduque		
512	3 m. 1/2	IV	3 à terme	12 h. 30	Prématurée		80		10 m.		caduque	Syphilis.	
513	6 m.	III	2 à terme	6 h. 30	Sp. dif. c.		1110		30 m.		membran.		Curettage.
590	6 m.	VII	6 à terme	13 h. 30			870		5 m.		caduque		Chute.
540	4 m. 1/2	II	1 à terme	19 h. 30	Précoce		560		Immédiat.		caduque		Avortement fait en ville. Expulsion de la caduque.
548 bis	6 sem.	II	1 av. 3 mois								caduque		
548 ter	2 m.	IV	accouchement prématuré, 2 à terme									Avortement fait en ville.

Avortements (Suite)

N° d'ordre	TERME	PARITÉ		ACCOUCHEMENTS ANTÉRIEURS	DURÉE DU TRAVAIL	RUPTURE DES MEMBRANES						ÉTAT DE L'ENFANT				DÉLIVRANCE			RÉTENTION			CAUSES DE L'AVORTEMENT	OBSERVATIONS
		Primip.	Multip.									POIDS PLACENTA	POIDS ENFANT		NATURELLE	ARTIF.	RÉTENTION	Totale	Partielle				
567	4 m.		IV	3 à terme								1	75	10		15 m.	membran		1				Curettage.
584	5 m. 1/2		II	1 à 7 mois	2 h.	Sp. dil. c.						1	400	1080	10 m.		caduque	1					Injection intra-utérine.
591	5 m. 1/2		VI	5 à terme	19 h. 30	Prématurée	1		1	1			280	280	30 m.			1					
599	4 m.		VIII	8 avortements, 5 à terme	7 h.	Précoce		1	1			1	150	289		3 h.	membran		1				Curettage.
607	6 m.		VI	5 à terme	23 h. 30	Sp. dil. c.			1	1		1	360	1300	Immédiate		caduque	1					
695	3 m.		V	4 à terme	5 h.					1			100	190				1					Œuf expulsé entier.
634	5 m. 1/2		II	1 avortement, 5 mois	19 h.	Sp. dil. c.	1			1	1		470	1560	15 m.			1					Version p. m. interne.
637 bis	2 m. 1/2		II	1 à terme			1										membran	1					Avortement fait en ville. Curettage.
646	5 m.		IV	3 à terme	4 h. 45					1			280	450	Immédiate		caduque	1			Syphilis	Hémorrhagie rétro-placentaire.
661	2 m. 1/2	I							1					70		2 h.	membran	1					Délivrance artificielle pour hémorrhagie.
677	3 m.		VII	5 accouchements prématurés, à terme					1					70			1						
686	3 m. 1/2	I			2 h.				1				70			4 h.	membran	1					Curettage immédiat. Fœtus expulsé en ville.
704	5 m.		II	1 avortement	8 h. 30	Sp. dil. c.				1			300	400	Immédiate		membran		1				Curettage.
711	3 m.	I							1				15		3 h.				1				Avortement fait en ville.
728 bis	2 m.		VI	1 avortement, 4 à terme					1								membran		1				Avortement fait chez elle. Curettage.
735 ter	2 m.		IV	1 à 7 m., 2 à terme					1						Immédiate				1				Curettage immédiat.
745	6 semaines		V	1 avortement, 3 à terme					1				25 gr.	40 gr.				1					Œuf entier.
745					24 h.		1												1			Chute la veille	Œuf entier.
755	4 m. 1/2		III	2 acc. prématurés,	9 h. 30		1						290	420			caduque		1				Œuf entier. Curettage.
758	2 m. 1/2		II	1 à terme					1				15 gr.						1				Œuf avec poche contenant un cordon. Pas d'embryon.
776	5 m.		V	1 avortement, 3 à terme	2 h.				1		1		190	500	30 m.		membran		1			Chute.	Délivrance artificielle pour hémorrhagie.
804	3 mois environ		V	4 à terme					1				70	30		12 jours	membran	1					
807 bis	4 m.		V	1 accouchement prématuré, 3 à terme																1	1		Avortement fait en ville, 4 jours auparavant. Infection grave. Mort.
807 ter	2 m. 1/2	I											15 gr.				caduque	1					Avortement fait en ville.
815	2 m.		III	2 à terme	4 h.		1						170		Immédiate		membran	1					Œuf entier.
834	5 m. 1/2		II		5 h.	Sp. dil. c.	1	1					360	950	Immédiate				1				Curettage.
873	6 m.	I			12 h.	Sp. dil. c.	1	1					80	75					1				Œuf entier.
876	6 m.		IV	1 avortement, 9 à terme	9 h.				1							4 jours			1				Curettage. Avortement fait en ville, 4 jours avant.
885 bis	5 m.		IV	1 accouchement prématuré, 2 à terme					1								caduque						
888	5 m.	I			11 h. 30	Prématurée		1					250	750	40 m.		caduque	1					Fœtus expulsé chez elle.
892	4 m.		V	1 avortement, 3 à terme					1				85	900	3 jours			1					
899	5 m.		VI	5 à terme	2 h. 30				1		1		290	709	6 jours	2 jours	membran	1			Albuminurie.	Curettage.
910	3 m. 1/2		VII	1 avortement, 5 à terme	6 h.				1				210	560	Immédiate		membran	1					
929	3 m. 1/2		III	2 avortements	13 h.	Prématurée			1				340	740	30 m.		caduque	1			Albuminurie.	Décollement prématuré du placenta.
930	5 m.		V	2 à terme	1 h. 30	Précoce	1		1									1					Avortement fait chez elle.
951	2 m.		II	1 à terme														1					

DEUXIÈME PARTIE

ACCOUCHEMENTS

Présentations du sommet. — Bassins normaux.

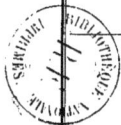

	TERME DE LA GROSSESSE			Entrées accouchées non délivrées	POSITIONS								DURÉE DU TRAVAIL						DURÉE DE L'EXPULSION				RUPTURE DES MEMBRANES			
	6 mois 1/2 et 7e mois	8e mois	à terme		OIGA	OIGT	OIGP	OIDA	OIDT	OIDP	SP	sommes	1 h. à 5 h.	6 h. à 10 h.	10 h. à 15 h.	16 h. à 24 h.	24 h. et plus	sommes	1/2 h.	1/2 h. à 2 h.	2 h. et plus	sommes	Prématurée	Précoce	Sp. dél. comp.	Tardive
Primipares. 261	20	124	117	4	170	2	11	10	1	62	1	4	31	85	61	61	23	90	95	27	49	50	60	134	17	
Multipares. 502 { IIpare.. 13 ...... 80 ..... 96 IIIpare.. 5 ...... 29 ..... 63 IVpare.. 6 ...... 27 ..... 42 Vpare.. 1 ...... 18 ..... 27 VIpare.. 2 ...... 15 ..... 12 VIIpare ...... 5 ..... 16 VIIIpare. 1 ...... 8 ..... 8 IXpare.. 1 ...... 1 ..... 4 Xpare ...... 2 ..... 6 XIpare ...... 3 ..... 5 XIIpare ...... 1 au-dessus ...... 1 ..... 2 Total... 30 ...... 190 ..... 282 }				22	230	3	11	35	2	132	14	25	190	185	84	30	13	310	43	7	142	100	81	305	16	

Enfants morts pendant le travail.

N° d'ordre	PARITÉ	ÂGE	DERNIÈRES RÈGLES	DATE DE L'ACCOUCHEMENT	PRÉSENTATION ET POSITION	DURÉE DU TRAVAIL	RUPTURE DES MEMBRANES	LIQUIDE AMNIOTIQUE	DURÉE DE L'EXPULSION	SUITES DE COUCHES	POIDS DU FŒTUS	POIDS DU PLACENTA	CAUSES DE LA MORT
Primipares.. 7													
117	1	28	5-10 juin 1895	13 février 1896	Siège G.P.	18 h.	Prématurée.	Citrin.	?	Norm.	2460	450	Compression du cordon pendant le travail.
460	1	21	1er octobre 1895	19 juin 1896	O.I.G.A.	9 h. 30	Prématurée.	Sanguinolent.	30 m.	Norm.	2180	480	Décollement prématuré du placenta.
731	1	24	8 décembre 1895	9 octobre 1896	O.I.G.A.	21 h.	Sp. dil. c.	Verdâtre.	3 h.	Norm.	3110	570	Bassin rétréci. Pv. s. p. 10,5. Forceps.
768	1	19	14-16 janvier 1896	14 octobre 1896	Siège S.I.D.A.	16 h.	Prématurée.	Verdâtre.	4 h.	Path.	4260	550	Extraction difficile. Mort.
809	1	21	12 mars 1896	2 novembre 1896	Siège S.I.G.A.	17 h.	Prématurée.	?	20 m.	Norm.	1410	350	Mort pendant l'expulsion.
901	1	17	22 février 1896	7 décembre 1896	O.I.D.T.	68 h.	Sp. dil. c.	Verdâtre.	30 m.	Norm.	3630	600	Bassin vicié. Prom. s. pub. 11 c. Procidence du cordon.
914	1	28	?	12 décembre 1896	O.I.G.A.	?	?	?	?	Mort 1 h. après.	1380	220	Cardiaque. Mort en asystolie 1 h. après l'accouchement.
Multipares.. 11													
11	2	21	21-26 mars 1895	5 janvier 1896	O.I.G.A.	14 h.	Sp. dil. c.	Verdâtre.	30 m.	Norm.	3530	460	Procidence du cordon. A son arrivée on n'entend plus les bruits du cœur.
17	3	30	22 mars 1895	6 janvier 1896	O.I.G.T.	23 h. 30	Précoce.	Verdâtre.	?	Norm.	3120	580	Bassin rétréci. Prom. pub. mesuré avec le pelvim. de Farabœuf 8. Version; extraction difficile, l'enfant succombe.
234	4	26	1er juillet 1895	30 mars 1896	O.I.G.P.	4 h.	Sp. dil. c.	Verdâtre.	?	Norm.	2880	570	?
299	8	41	19-24 août 1895	24 avril 1896	?	1 h.	?	?	?	Norm.	1650	270	Accouchement sur la voie publique; l'enfant était mort, dit-elle.
229	2	18	15 août 1895	28 mai 1896	Face ?	16 h.	Précoce.	Opalescent.	?	Norm.	1980	440	Face avec procidence du pied, de la main et du cordon.
443	3	28	6 octobre 1895	20 juin 1896	Siège D.P.	27 h.	Précoce.	Rougeâtre.	?	Norm.	2840	500	Placenta prævia. Hémorragie.
507	7	30	20 septembre 1895	16 juillet 1896	Ep. gauche A.I.G.	12 h.	Précoce.	?	5 h.	Norm.	4470	700	Mort pendant le travail. Embryotomie.
571	10	36	?	9 août 1896	O.I.G.A.	16 h.	Sp. dil. c.	?	5 m.	Norm.	1180	190	Éclamptique.
517	9	35	6 janvier 1896	24 août 1896	Siège S.I.D.	21 h.	Sp. dil. c.	Opalescent.	1 h.	Norm.	1020	490	Mort pendant l'expulsion.
663	2	20	15 février 1896	9 septembre 1896	Siège complet.	19 h.	?	?	?	Path.	1070	250	Mort pendant l'extraction.
925	4	32	13 janvier 1896	5 novembre 1896	Siège S.S.	17 h.	Prématurée.	?	?	Path.	2950	650	Bassin rétréci; mort pendant l'extraction de la tête.

Accouchements spontanés. Présentation du sommet. Primipares et Multipares. Enfants morts après la naissance.

	N° d'ordre	PARTS	PRÉSENTATION ET POSITION	TERME	DURÉE DU TRAVAIL	EXPULSION	RUPTURE DES MEMBRANES	LIQUIDE AMNIOTIQUE	SUITES DE COUCHES	POIDS À LA NAISSANCE	POIDS À LA MORT	JOUR DE LA MORT	POIDS DU PLACENTA	OBSERVATIONS
	35	...	G.A.	7 m.	10 h.	?	Sp. dll. c.	Opalescent.	Norm.	2050	....	8 h. après.	420	Débilité congénitale.
	54	...	G.A.	7 m.	59 h.	1 h.	Précoce.	Opalescent.	Norm.	1420	....	8 h. —	420	Débilité congénitale.
	246	...	?	6 m. 1/2	8 h.	?	?	?	Norm.	1400	....	4 h. —	?	Accouchée et délivrée sur la voie publique. Débilité congénitale.
	258	...	D.P.	8 m.	9 h. 20	2 h. 20	Prématurée.	Opalescent.	Norm.	2060	....	24 h. —	470	Cyanose. Malformation cardiaque.
	347	...	D.P.	7 m. 1/2	10 h.	15 m.	Précoce.	Rosé.	Norm.	2000	....	12 h. —	440	Syphilis maternelle.
Primipares.... 12	434	...	G.A.	6 m. 1/2	7 h.	40 m.	Sp. dll. c.	Opalescent.	Norm.	1440	....	11 h. —	350	Débilité congénitale.
	522	...	G.A.	8 m. 1/2	23 h. 15	10 m.	Précoce.	Verdâtre.	Norm.	3010	....	12 h. —	500	Bassin rétréci. Mort de convulsions.
	569	...	D.P.	8 m.	16 h. 30	30 m.	Sp. dll. c.	Opalescent.	Norm.	2100	....	30 m. —	?	Syphilis; l'enfant avait de l'ascite.
	576	...	G.A.	7 m.	4 h. 15	?	Sp. dll. c.	Opalescent.	Norm.	1610	....	18 h. —	360	Débilité congénitale.
	568	...	G.A.	8 m.	8 h. 45	1 h. 15	Sp. dll. c.	Citrin.	Norm.	1800	1490	5 jours après.	400	Débilité congénitale.
	608	...	G.A.	8 m. 1/2	28 h.	30 m.	Sp. dll. c.	Citrin.	Norm.	2870	2870	28 jours —	450	Broncho-pneumonie; suite de troubles de la déglutition.
	927	...	G.A.	à terme.	24 h.	3 h.	Précoce.	Opalescent.	Norm.	3200	....	20 h. —	590	Forceps. Enfant en bon état; mort subitement.
	59	2	O.I.G.A	à terme.	21 h. 30	6 h. 30	Prématurée.	?	Norm.	3050	....	2 h.	450	Bassin vicié. Forceps.
	96	2	O.I.D.A.O.S.	7 m.	3 h. 30	30 m.	Sp. dll. c.	Opalescent.	Path. mort.	1210-1500	....	60 h. 1 h.	750	Débilité congénitale des 2 jumeaux.
	175	2	O.P.	6 m. 1/2	7 h.	?	Sp. dll. c.	?	Norm.	1020	....	8 h.	360	Débilité congénitale.
	179	2	O.D.P.	7 m.	4 h.	30 m.	Prématurée.	?	Norm.	1780	....	6 h.	350	Débilité congénitale.
	225	2	O.O.A.	7 m.	5 h. 15	?	Sp. dll. c.	Rougeâtre.	curettage	1700	1470	6 jours.	320	Syphilis. Pemphigus.
	289	2	O.G.A.	8 m.	11 h.	?	Sp. dll. a.	Opalescent	Norm.	2460	2320	14 jours.	550	Syphilis probable. Plaques muqueuses de l'enfant.
	338	8	O.G.P.	8 m.	27 h.	1 h. 10	Sp. dll. c.	Verdâtre.	Norm.	3820	2740	3 jours.	710	Athrepsie rapide.
Multipares.... 16	402	9	O.S.	7 m.	5 h. 40	10 m.	Prématurée.	?	curettage	1930	1140	7 jours.	?	Débilité congénitale.
	483	4	O.G.A.	7 m.	5 h. 50	?	Sp. dll. c.	Opalescent.	Norm.	1820	....	2 h.	480	Inanité.
	508	2	Siège G.A.	7 m.	4 h. 50	1 h. 50	Sp. dll. c.	Opalescent.	Norm.	1500	....	6 h.	300	Débilité congénitale. Procidence du cordon.
	680	5	O.D.P.	8 m.	30 m.	3 m.	Prématurée.	?	Norm.	2550	....	3 jours.	450	Cyanose.
	672	2	O.I.G.A.	à terme.	34 h.	1 h.	Précoc.	Verdâtre.	Path. mort.	3660	....	24 h.	840	Inanité. Convulsions.
	688	6	O.I.G.A.	8 m. 1/2	14 h. 30	10 m.	Sp. dll. c.	Verdâtre.	Path. mort.	3010	1720	27 jours.	610	Syphilis.
	748	2	O.I.D.P.	à terme.	1 h. 30	10 m.	Sp. dll. c.	Opalescent.	Norm.	3420	....	4 jours.	480	Cyanose.
	894	2	O.I.D.P.O.I.G.A.	6 m. 1/2	19 h. 25	5 m.	Sp. dll. c.	Opalescent.	Norm.	1270-1010	....	6 h.	380	Débilité congénitale.
	955	3	O.I.D.P.	7 m.	9 h.	10 m.	Sp. dll. c.	Opalescent.	Norm.	1850	....	7 h.	480	Débilité congénitale.

Rétrécissements du bassin. — Accouchements spontanés par le sommet. — Primipares.

N° d'ordre	AGE	TERME	BASSIN	PRÉSENTATION ET POSITION	DURÉE DU TRAVAIL	EXPULSION	RUPTURE DES MEMBRANES	PRÉSENTATION DU PLACENTA	DÉLIVRANCE		MEMBRANES	POIDS DU FŒTUS	ENFANT	SUITE DE COUCHES	OBSERVATIONS
									NATURELLE	ARTIFICIELLE					
32	24	8 m.	Angle accessible. Faux promontoire.	O. I. D. P.	7 h.	3 h.	Sp. dil.	fœtale	1 h. 15	....	Déchirées	2800	Vivant	Normales	Poids de l'enfant à la sortie : 2,370 gr.
450	32	à terme.	Pr. s. p. 11. Av. pelvim. Paraboul 9,5. Concavité sacrée très exagérée.	O. I. G. A.	44 h. 15	6 h. 15	Sp. dil.	fœtale	95 m.	....	Ent. 22-13	3590	Vivant	Normales	Poids de sortie : 3,580 gr.
512	18	à terme.	Bassin vicié (mesures perdues).	O. I. G. A.	23 h. 15	15 m.	Précoce.	utérine	45 m.	....	Incomplètes	3010	Vivant	Normales	Enfant mort de convulsions, 12 heures après.
549	18	à terme.	Pr. s. p. 10.	O. I. D. P.	5 h. 50	2 h. 50	Sp. dil.	utérine	30 m.	....	Entières	2980	Vivant	Normales	Enfant insufflé. Poids à la sortie : 3,190 gr.
598	20	8 m. 1/2	Pr. s. p. 11, régulier.	O. I. G. T.	33 h.	2 h.	Précoce.	fœtale	30 m.	....	Entières	3150	Vivant	Normales	Poids de sortie : 3,140 gr.
651	22	à terme.	Pr. s. p. 10,8, régulier.	O. I. G. A.	8 h.	40 m.	Sp. dil.	utérine	35 m.	....	Déchirées	3800	Vivant	Normales	Poids de sortie : 2,960 gr.
864	17	8 m.	Pr. s. p. 11. Angle élevé.	O. I. D. P.	17 h. 30	2 h.	Prematurée	utérine	30 m.	....	Ent. 19-8	2620	Vivant	Normales	Poids de sortie : 2,790 gr.
878	19	à terme.	Angle accessible.	O. I. D. P.	15 h. 55	1 h.	Sp. dil.	fœtale	Immédiat	....	Ent. 16-10	2890	Vivant	Normales	Poids de sortie : 2,760 gr.
884	22	7 m. 1/2	Pr. s. p. 11.	O. I. D. P.	9 h. 45	30 m.	Sp. dil.	fœtale	30 m.	....	Ent. 25-16	2320	Vivant	Normales	Poids de sortie : 2,250 gr.
888	32	8 m.	Rétr. détr. inf. Sacrum plat. D. bis-isch. 7, 5.	O. I. D. P.	10 h. 30	2 h. 30	Prématurée	fœtale	45 m.	....	Ent. 40-7	2000	Vivant	Normales	Poids de sortie : 2,000 gr.
944	19	à terme.	Pr. s. p. 11.	O. I. O. T.	4 h. 15	30 m.	V.	fœtale	45 m.	....	Ent. 30-7	2070	Vivant	Normales	Poids de sortie : 2,550 gr. Conjonctivite.
174	19	à terme.	Angle accessible.	O. I. G. A.	13 h.	5 m.	Sp. dil.	utérine	Immédiat	....	Entières	3180	Vivant	Normales	Poids de sortie : 3,000 gr.
505	24	8 m.	Bassin vicié (mesures perdues).	O. I. G. A.	68 h.	9 h.	Précoce.	utérine	40 m.	....	Incomplètes	3450	Macéré	Path.	Une seule élév. au-dessus de 38°.
615	20	à terme.	Pr. s. p. 9, Angle bas.	O. I. G. A.	15 h. 45	2 h.	Sp. dil.	fœtale	45 m.	....	Entières	2870	Vivant	Path.	38°,6 le 7e jour. Poids de sortie : 2,850 gr.
805	20	8 m. 1/2	Pr. s. p. 11,2.	O. I. G. A.	20 h.	5 m.	Sp. dil.	utérine	10 m.	....	Ent. 36-7	3130	Vivant	Path.	Curettage. Poids de sortie : 2,930 gr.
902	22	8 m.	Angle accessible.	O. I. G. A.	23 h.	30 m.	Sp. dil.	utérine	30 m.	....	Ent. 37-10	2670	Vivant	Path.	Poids de sortie : 2,890 gr.

Primipares... 16

Rétrécissements du bassin. Accouchement spontané par le sommet. — **Multipares.**

N° d'ordre	AGE	PARIT	TERME DE LA GROSSESSE	GROSSESSES ET ACCOUCHEMENTS ANTÉRIEURS	BASSIN	PRÉSENTATION ET POSITION	DURÉE DU TRAVAIL	RUPTURE DES MEMBRANES	INSERTION DU PLACENTA	DURÉE DE LA DÉLIVRANCE	MEMBRANES	SUTURE DU CROANE	POIDS DU FŒTUS	FŒTUS	OBSERVATIONS
43	32	IV	8 m. 1/2	3 acc. sp., sommet à terme.	Pr. s. p. 10,5 av. Farab. 9,2 mi-sacro-pub. 10	O.I.D.P.	7 h	5 m.	Dil. c.	F. fœtale.	1 h. 45	Entières.	Normales.	3100	Vivant.	P. de sortie 3,100.
55	30	V	à terme.	3 acc. prov.: 1 à T m. à 8m., 1 bastion, 1 symphys.	Pr. s. p. 10. Très irrégulier.	O.I.G.T.	7 h	4 h	Sp. dil. c.	F. utérine.	30 m.	Entières. 94-6	Normales.	8000	Vivant.	P. de sortie 2,420.
109	36	III	8 m. 1/2	1 acc. sp. à t., 1 forc. à t.	Pr. s. p. 11	O.I.G.A.	11 h	35 m.	Précoce.	F. fœtale.	1 h. 15	Déchirées.	Normales.	3220	Vivant.	P. de sortie 3,580.
116	25	III	8 m. 1/2	1 acc. sp. à 8 m., 1 av. 4 m. 1/2	Pr. s. p. 10,5. Aplati à gauche. mi-sacro-pub. 11,5	O.I.D.P.	20 h	?	Précoce.	F. fœtale.	1 h.	Incomplètes.	Normales.	2660	Vivant.	P. de sortie 2,350.
136	25	V	à terme.	1 av. 3 m., 2 forc., 1 sp. ssm.	Pr. s. p. 10. Farab. 8.7	O.I.D.A.	10 h	5 m.	Prématurée.	F. fœtale.	45 m.	Entières 25-7	Normales.	1900	Vivant.	P. de sortie 2,010.
180	27	III	à terme.	2 acc. à t. sp., sommet.	Pr. s. p. 11. Faux promont.	O.I.G.A.	8 h	?	Prématurée.	F. utérine.	Immédiat.	Entières.	Normales.	3000	Vivant.	P. de sortie 3,400.
162	40	VIII	à terme.	7 acc. à t. sp., sommet.	Pr. s. p. 11.	O.I.G.A.	8 h	45	Sp. dil. c.	F. utérine.	30 m.	Incomplètes.	Normales.	3610	Vivant.	P. de sortie 3,990.
213	34	X	à terme.	8 acc. à t., 7 sp. à., 1 face. 1 épaule (embryotomie).	Pr. s. p. 10,5 mi-sacr.-pub. 11,5	O.I.G.A.	1 h	?	Prématurée.	F. fœtale.	1 h.	Entières. 92-8	Normales.	3010	Vivant.	P. de sortie 3,900.
243	26	IV	8 m. 1/2	1 acc. prov. à 6 m., 2 à t., 1 sp., 1 forceps.	Prom. pub. minimum (Par.) 9,5.	O.I.G.A.	14 h	h. 30	Sp. dil. c.	F. utérine.	Immédiat.	Entières.	Normales.	3810	Vivant.	P. de sortie 3,280.
253	26	II	8 m. 1/2	1 acc. sp. à terme.	Coxalgie. Bass. irrégulier.	O.I.D.A.	11 h	h. 30	Sp. dil. c.	F. fœtale.	30 m.	Entières.	Normales.	3970	Vivant.	P. de sortie 3,580.
306	21	II	8 m. 1/2	1 av. 5 mois.	Pr. s. p. 11, angle bas.	O.I.G.P.	17 h	30 m.	Sp. dil. c.	F. fœtale.	30 m.	Déchirées.	Normales.	2960	Vivant.	P. de sortie 2,930.
410	32	III	à terme.	2 acc. à t., 1 som., 1 siège.	Pr. s. p. 11.	O.I.G.A.	14 h	h. 45	Précoce.	F. fœtale.	1 h. 15	Déchirées.	Normales.	3850	Vivant.	P. de sortie 4,080.
561	41	II	8 m.	1 av. 4 mois.	Pr. s. p. 11. Sacrum très concave.	O.I.D.P.	3 h	?	Prématurée.	F. utérine.	15 m.	Déchirées.	Normales.	2080	Vivant.	P. de sortie 1,960.
564	28	IV	à terme.	3 acc. à terme, sp., sommet.	Coxalgie gauche. Bassin rétréci à droite.	O.I.G.A.	6 h	10 m.	Sp. dil. c.	F. fœtale.	Immédiat.	Déchirées.	Normales.	3300	Vivant.	P. de sortie 3,480.
666	30	III	8 m. 1/2	1 acc. sp., som., 1 acc. gém., f	Épines sciatiques saillantes.	O.I.G.T.	24 h	30 m.	Sp. dil. c.	F. fœtale.	30 m.	Entières.	Normales.	3850	Vivant.	P. de sortie 3,830.
684	30	VIII	8 m. 1/2	1 acc. à 7 m. 1/2, 6 acc. à terme, spont., sommet.	Pr. s. p. 9.7, angle bas.	O.I.D.	19 h	5 m.	Précoce.	F. utérine.	1 h. 15	Entières.	Normales.	3110	Vivant.	P. de sortie 3,110.
717	45	IX	à terme.	8 acc. à t., 7 sp. et 1 version.	Pr. s. p. 11.	O.I.G.T.	11 h	10 m.	Précoce.			10 m.	Entières.	Normales.	3180	Vivant.	P. de sortie 3,020.
724	28	II	à terme.	1 acc. à t. sp.	Pr. s. p. 11.	O.I.G.A.	11 h	45 m.	Précoce.	F. fœtale.	30 m.	Déchirées.	Normales.	3480	Vivant.	P. de sortie 3,540.
755	36	V	à terme.	3 acc. sp., som. à t., 1 sp.	Angle accessible.	O.I.D.P.	4 h	10 m.	Sp. dil. c.	F. fœtale.	Immédiat.	Entières.	Normales.	3360	Vivant.	P. de sortie 3,910.
785	34	IV	6 m. 1/2	3 acc. sp. som. 1 forc. à t.	Irrégulier et plus étroit à gauche. Angle accessible.	O.I.G.T.	15 h à t. 15	Prématurée.	Bord.	15 m.	Déchirées.	Normales.	3780	Vivant.	P. de sortie 3,910.
792	31	IV	à terme.	3 acc. à t. 1 forceps	Angle accessible.	O.I.D.P.	6 h	30 m.	Sp. dil. c.	F. utérine.	2 h.	Entières. 32-11	Normales.	3470	Vivant.	P. de sortie 3,415.
801	33	V	à terme.	4 acc. à t., sp., sommet.	Angle accessible.	O.I.D.P.	7 h	30 m.	Sp. dil. c.	F. fœtale.	5 m.	Entières. 26-10	Normales.	2060	Vivant.	P. de sortie 2,900.
830	29	III	à terme.	2 acc. à t., sp., sommet.	Pr. s. p. 11.	O.I.G.A.	17 h	30 m.	Sp. dil. c.	F. fœtale.	45 m.	Entières. 30-6	Normales.	2350	Vivant.	P. de sortie 3,050.
836	30	II	à terme.	1 acc. à t., sp., sommet.	Angle accessible.	O.I.G.A.	9 h	30 m.	Sp. dil. c.	F. fœtale.	Immédiat.	Déchirées.	Pathol.	2840	Vivant.	P. de sortie : 2,800. — Fièvre le 7e jour. Inj. intr. utérine.
927	20	II	à terme.	1 acc. syraphyséotomie à t.	Pr. s. p. 9,5.	O.I.D.T.	15 h	30 m.	Prématurée.	F. fœtale.	30 m.	Entières. 25-8	Normales.	3150	Vivant.	P. de sortie 3,180.
952	24	II	à terme.	1 acc. sp., som., 1 à terme.	Pr. s. p. 10,5. Farab. 9.	O.I.D.T.	18 h	h. 30	Sp. dil. c.	F. fœtale.	Immédiat.	Déchirées.	Normales.	3620	Vivant.	P. de sortie 3,990.

Multipares 26

DÉLIVRANCES		PRÉSENTATION DU PLACENTA				DURÉE DE LA DÉLIVRANCE		
NATURELLES	ARTI-FICIELLES	FACE UTÉRINE	FACE FŒTALE	BORD	INCONNUES	IMMÉDIATE	1re HEURE	2e HEURE
301	11	101	164	5	29	70	202	29
571	15	160	348	14	49	170	356	45

Ce qui fait 898 délivrances auxquelles on doit ajouter 73 avortements, plus 4 môles hydatiformes, plus 4 femmes ramenées dans le service de chez les sages-femmes agrées et soignées pour leurs suites de couches dans le service.

Il y a eu dans l'année, deux cas de dégagement en oblique postérieur et sept cas de dégagement en O.S. ; voici résumés les accouchements de ces femmes :

Dégagement en oblique P.

198. — Ipare. Sommet en D.P. Durée du trav. 14ʰ45. Expulsion 1ʰ15. Poids enf. 3,610. Plac. 450
céphalématome.
856. — III — — D.P. — 6ʰ — 0ʰ45 — 2,590. Plac. 473

Dégagement en O. S.

390. — XIpare Sommet en G.P. Durée du trav. 13ʰ15. Expulsion 1ʰ45. Poids enf. 3,500. Plac. 780
402. — IX — — ? — 6ʰ40 — 0ʰ10 — 1,320 — ?
426. — V — — D.P. — 9ʰ45 — ? — 3,270 — 500
485. — I — — D.P. — 4ʰ30 — 0ʰ30 — 2,650 — 520
511. — III — — D.P. — 6ʰ — 0ʰ15 — 3,230 — 580
724. — II — — D.P. — 17ʰ30 — 0ʰ45 — 3,430 — 510
865. — II — — D.P. — 11ʰ — 0ʰ10 — 2,860 — 350

PRÉSENTATIONS DE LA FACE

Le fœtus s'est présenté par la face chez 3 multipares :

229. — Secondipare (1 sommet à terme) de 18 ans, entre à la Maternité le 28 mars, Elle est en travail depuis 4 h. du matin.

Ses dernières règles sont du 15 août 1895 : elle est donc enceinte de 7 mois.

Le toucher fait constater une présentation de la face avec procidence d'un pied et du cordon. Position non déterminée.

Dilatation complète à 7 h. du soir ; les membranes sont rompues depuis une heure et demie.

L'accouchement se termine spontanément à 8 h. du soir, le 28.

Le travail a duré 16 heures.

Délivrance naturelle immédiate, face fœtale, membranes entières.

Enfant mort pendant le travail, pesait 1,930.

Diamètres O.F. 11. O.M. 11,3. Bip. 7. Bit. 6. S.O.F. 9, 5. Circonv. O.F. 31. S.O.F. 30. S.O.Br. 25.

Suites de couches normales.

318. — Secondipare (1 sommet à terme) de 19 ans, entre à Baudelocque le 2 mai à 1 h. 1/2 du matin : elle souffre depuis minuit.

Les dernières règles sont du 3-8 août ; enceinte de 273 jours, à terme.

Les membranes se rompent à son arrivée : au toucher on constate une face en M.I.D.P.

Dil. compl. à 6 h. matin ; accouchement spontané à 6 h. 45.

Le travail a duré 6 h. 30.

Délivrance naturelle 1 h. 1/2 après, face fœtale, membranes entières.

Enfant vivant, 3,680.

Diam. O.F. 12,5. O.M. 14. Bip. 9,5. Bit. 8,5. S.O.F. 11. Circ. O.F. 38. S.O.F. 36. S.O.Br. 31.

Suites de couches normales. L'enfant pèse 3680.

706. — VIIJpare (5 à t. sp. s. ; 2 av. 3 mois) 38 ans, entre à Baudelocque le 23 sept. à 9 h. 30 du matin, en travail depuis la veille au soir à 7 h.

Les dernières règles sont du 15 déc. 1895 : elle est enceinte de 8 m. 1/2.

Les membranes se sont rompues à 4 h. du matin avant son entrée.

La dilatation était complète à 5 h. du matin, d'après la sage-femme de ville qui devait l'accoucher.

On constate une face en M.I.G.T.

Application de forceps à 10 h. : enfant vivant, 3,650.

Délivrance naturelle 30 m. après. Face fœtale, membranes déchirées.

Diam. O.F. 11,4. O.M. 13. Bip. 9,5 Bit. 8. S.O.F. 11,2. Circonf. O.F. 37,5. S.O.F. 36. S.O.B. 34.

Suites de couches normales.

Sort le 11e jour : l'enfant pèse 3,480.

Présentations du siège chez les primipares.

N° d'ordre	AGE	TERME	POSITION	RUPTURE des membranes	DURÉE du travail	EXPULSION	PRÉSENTATION du PLACENTA	DURÉE de la DÉLIVRANCE	DÉLIVRANCE	MEMBRANES	FŒTUS	SUITES DE COUCHES	POIDS du FŒTUS	OBSERVATIONS
27	19	à terme	Mode des fess. S. I. G. A.	Sp. dil. c.	13 h. 30	30 m.	Face fœtale	30 m.	Naturelle.	Entières 22-9	Vivant.	Normales.	3060	Poids de sortie. 3,340.
117	23	8 m.	Mode des fess. S. I. G. P.	Prématurée.	18 h.	?	Face utérine	10 m.	Naturelle.	Déchirées.	Mort-né.	1 fois 38° le 6° jour.	2400	Mort pendant le travail, compression du cordon.
120	23	8 m. 1/2	Siège complet.	Sp. dil. c.	6 h. 15	5 m.	Face utérine	45 m.	Naturelle.	Incomplètes	Macéré.	1 fois 38°6 le 4° jour.	1200	
157	34	à terme	Mode des fess. S. I. G. A.	Ignorée.	12 h. 30	2 h. 30	»	»	Artificielle.	Déchirées.	Vivant.	Normales.	3080	B. vicié Pr. s p. 10,5. Ext. du siège.
167	29	à terme	Mode des fess. S. I. D. P.	Sp. dil. c.	7 h. 30	1 h.	Face fœtale	»	Naturelle.	Entières 29-10	Vivant.	1 fois 38°6 le 7° jour.	2940	Au départ, 2,650.
356	19	6 m. 1/2	Mode des fess. S. I. G. A.	Sp. dil. c.	10 h.	15 m.	Face fœtale	1 h. 30	Naturelle.	Entières.	Vivant.	Normales.	2280	Au départ, 2.730.
468	17	8 m. 1/2	Siège complet. S. I. D. P.	Sp. dil. c.	8 h. 45	1 h.	Face fœtale	15 m.	Naturelle.	Entières 30-14	Vivant.	Normales.	4050	
409	19	6 m. 1/2	Mode des fess. S. I. G. A.	Sp. dil. c.	25 h.	?	Face utérine	35 m.	Naturelle.	Incomplètes	Macéré.	A au 38° le 2° jour.	1600	
478	20	7 m.	Mode des fess. S. I. G. A.	Sp. dil. c.	38 h. 45	1 h. 45	Face utérine	45 m.	Naturelle.	Incomplètes	Macéré.	Normales.	2830	Albuminurie.
561	24	3 m.	Siège complet. S. I. G. A.	Sp. dil. c.	14 h.	7 h.	Face fœtale	Immédiat.	Naturelle.	Incomplètes	Macéré.	Fébrile.	1950	Syphilis. Curettage.
763	20	7 m.	Siège complet. S. I. G. A.	Sp. dil. c.	8 h.	5 m.	Face utérine	1 h.	Naturelle.	Incomplètes	Macéré.	Fébrile.	1370	Curettage. Cardiaque.
766	19	à terme	Mode des fess. S. I. D. A.	Précoce.	16 h.	4 h.	»	»	Artificielle.	Déchirées.	Mort.	Fébrile.	4250	Mort pend. l'extraction. Curettage.
768	19	8 m.	Mode des fess. S. I. G. A.	Sp. dil. c.	9 h.	40 m.	Face utérine	Immédiat.	Naturelle.	Entières 27-12	Vivant.	Fébrile.	2450	Poids de sortie 2,560. Curettage.
747	23	8 m. 1/2	Mode des fess. S. I. G. A.	Sp. dil. c.	4 h. 30	30 m.	Face utérine	Immédiat.	Naturelle.	Entières.	Vivant.	Normales.	2510	Départ 3,000.
809	21	7 m.	Siège complet. S. I. G. A.	Prématurée.	17 h.	30 m.	Face utérine	30 m.	Naturelle.	Entières.	Mort.	Normales.	1410	
875	19	à terme	Mode des fess. S. I. G. A.	Sp. dil. c.	15 h. 30	30 m.	Face fœtale	15 m.	Naturelle.	Entières.	Vivant.	Normales.	2850	Départ 3,230.
907	34	?	Mode des fess. S. I. G. A.	?	?	?	Face utérine	Immédiat.	Naturelle.	Entières.	Macéré.	Mort 1 h. après.	1250	Éclamptique.

Primipares. 17

Présentation du siège ... les multipares.

N° d'ordre	Âge	Nbre	Terme	ACCOUCHEMENTS ANTÉRIEURS	POSITION	RUPTURE DES MEMBRANES	DURÉE DU TRAVAIL	DÉLIVRANCE	MEMBRANES	SUITES DE COUCHES	FOETUS	POIDS	OBSERVATIONS
	25	34	3	6 m. 1/2	2 ap. s. à terme.	Mode des fesses S.I.D.A.	Précoce.	7 h. 30′	Immédiate.	Incomplètes.	Meurt le 14e jour.	Mort-né.	1000 gr.	Alcoolisme et urémie.
	37	38	6	6 m. 1/2	7 ap. s. à terme.	Siège complet S.I.G.A.	Sp. dil. c.	17 h.	30 m.	Manque la caduque.	Normales.	Macéré.	1180	
	256	30	2	8 m.	1 tom. à t.	Siège complet S.I.G.	Sp. dil. c.	6 h. 15	1 h. 15	Manque la caduque.	Normales.	Macéré.	1960	
	249	22	4	8 m. 1/2	3 à t. sp. sommet.	Mode des fesses S.I.D.P.	Précoce.	8 h.	45 m.	Entières 37-12.	38+4 le 9e jour.	Vivant.	2520	Sortie : 2,450.
	255	38	6	à terme	1 av. 3 m. 1/2, 4 à t. sp. sommet.	Mode des pieds S.I.G.	Précoce.	35 h.	15 m.	Entières 24-16.	Normales.	Vivant.	3540	Sortie: 3,920. Phlcemade la corne gauche.
	303	37	4	à terme.	1 av. terme. 2 à terme.	Mode des fesses S.I.D.A.	Prématurée.	80 h. 30′	1 h. 30	Entières 25-10.	Normales.	Vivant.	2120	Sortie: 3,150.
	321	24	4	à terme.	8 à t. sp. sommet.	Mode des pieds S.I.D.	Sp. dil. c.	9 h.	Immédiate.	Entières 31-5.	Fab. Curettage.	Vivant.	3450	Sorti : 4.020.
	351	36	4	8 m.	1 av. 8 m. 1 à 5 m. 1 à t. sp.		Prématurée.	5 h.	Immédiate.	Manque la caduque.	Normales.	Macéré.	680	P. albuminurie.
	378	42	8	8 m.	3 av. 3 sp. 2 à t. 5 sp. 1 forceps.	Siège complet S.I.D.P.	Prématurée.	8 h.	30 m.	Entières 24-10.	Normales.	Macéré.	2950	Ballon Champetier à cause de la rupture prématurée des membranes.
Multipares. 22	442	28	2	8 m.	1 av. 2 m. 1 s. à terme	Siège D.	Précoce.	27 h.	1 h. 15	Manque la caduque.	28+7 le 9e jour.	Macéré.	1360	Curettage. Sort le 8e jour apyrétique.
	464	21	2	7 m. 1/2	1 av. 6 m.	Siège complet.	Sp. dil. c.	12 h.	av. le foetus.	Décidrées.	Normales.	Mort.	2940	Placenta praevia. Ballon. Extraction du siège.
	508	30	2	7 m.	1 som. à t.	S. complet S.I.G.A.	Sp. dil. c.	4 h. 50	Immédiate.	Incomplètes.	Normales.	Macéré.	810	
	617	35	9	7 m.	8 av. b m. 1 av. t. 5 à terme	Mode des fesses S.I.D.	Sp. dil. c.	20 h.	5 m.	Entières 33-0.	Normales.	Vivant.	1500	Mort à h. après la naissance. Hydramnios.
	663	20	2	8 m. 1/2	1 acc. à terme.	Siège complet.	Prématurée.	19 h.	30 m.	Entières 26-11.	Normales.	Mort.	1620	Hydramnios.
	694	31	2	7 m.	1 acc. à terme.	Mode des pieds S.I.G.H.	Sp. dil. c.	5 h. 15	Immédiate.	Incomplètes.	Fébriles.	Mort.	1070	Curettage.
	706	30	8	8 m. 1/2	2 sp. s. à terme.	Siège complet. S.I.G.A	Précoce.	2 h. 30	30 m.	Incomplètes.	Normales.	Macéré.	2250	Syphilis.
	746	29	2	7 m.	1 à 7 m. 1 à t. sommet.	Siège complet S.I.D.A.	Sp. dil. c.	6 h.	Immédiate.	Déchirées.	Normales.	Vivant.	3360	Au départ : 3,340.
	826	36	4	à terme.	3 s. à t	Mode des fesses S.S.	Prématurée.	17 h.	45 m.	Incomplètes.	Normales.	Macéré.	1590	
	845	26	4	7 m.	1 av. 2 sp. à t.	Mode des pieds S.I.G.A.	Sp. dil. c.	6 h.	Immédiate.	Entières 27-6.	Fébriles.	Mort.	3900	Pr. s. p. 10. Curettage. Phlébite
	897	31	3	à terme	2 à t. 1 s. et 1 siège.	Siège complet S.I.G.	Sp. dil. c.	14 h 30	Immédiate.	Incomplètes.	Vitellins.	Macéré.	1350	Curettage.
	946	20	2	7 m.	1 av. 8 m.	Mode des fesses S.I.G.	Sp. dil. c.	30 h.	Immédiate.	Incomplètes.	Normales.	Macéré.	1830	
									15 m.	Incomplètes.	Normales.	Macéré.	1910	Bassin vicié. Pr. s. p. 8,5.

PRÉSENTATIONS DE L'ÉPAULE

Cinq femmes sont venues dans le service avec une présentation de l'épaule qu'on n'a pas pu modifier par des manœuvres externes.

184. — IIIpare, 27 ans, 2 accouchements par le sommet antérieurement. Elle entre le 9 mars, parce qu'elle perd du sang. Grossesse gémellaire.

Le travail débute à 11 heures, ses dernières règles sont du 8-14 juillet, elle est enceinte de 7 m. 1/2. On met un ballon après avoir rompu les membranes et elle accouche spontanément à 1 h. 20 du soir, d'un premier enfant mort-né se présentant par le sommet avec procidence du cordon.

Au toucher, on constate alors que le second fœtus se présente par l'épaule gauche en A. I. G. Version à 1 h. 30 qui amène un enfant vivant, pesant 2,200 gr.

Suites de couches normales. — Placenta unique pesant 1,180 gr. expulsé immédiatement. Poids de sortie de l'enfant, 2,250.

507. — VIIpare, 30 ans, 3 avortements, 3 sommets à terme. Elle entre le 16 juillet à 5 h. 1/2 du matin, en travail, depuis la veille à 10 heures du soir. Les membranes étaient rompues depuis 3 heures du matin.

Ses dernières règles datent du 20 septembre, elle est donc à terme ; la dilatation est complète, on constate une présentation de l'épaule gauche en A.I.G., dos en arrière. Il n'y a pas de battements du cœur. Tentatives infructueuses de version en ville.

A 10 h. 30, on pratique l'embryotomie avec l'embryotome de Ribemont.

Enfant de 4,470. Délivrance artificielle 30 min. après.

Suites de couches normales. Sortie 4 jours après.

335. — IXpare, 8 sommets à terme, 45 ans. Elle entre le 10 mai à 11 heures du matin, en travail depuis le 9 à 7 heures du matin et rupture des membranes à ce moment.

La dilatation est comme une petite paume de main : on sent le cordon qui bat. Les dernières règles sont des 4-8 août, elle est donc à terme. Épaule droite en A.I.G. A 11 heures on introduit la main dans l'utérus et on pratique une version céphalique, en renversant la tête qui se trouve dans la fosse iliaque.

A 6 h. 15 du soir, la dilatation étant presque complète et la femme épuisée, on termine par une application de forceps.

Enfant vivant pesant 3,280. Délivrance naturelle 30 m. après, membranes entières 29-17. Suites de couches sont fébriles : la femme avait 38°,6 avant son accouchement, le lendemain elle monte à 39°,5. Curettage. Chute définitive de la température le 8e jour ; sort le 13 juin en bon état.

557. — IIpare, 32 ans, à terme, 1 av. de 3 mois. Elle vient à la maternité le 1er août, on constate une tête non engagée, membranes rompues depuis 2 jours, fœtus mort, col entier, non ouvert. Ses dernières règles datent du 24 octobre, elle est à terme. Elle refuse de rester à l'hôpital malgré les observations.

Le 3 elle revient à 3 heures du matin, avec de la fièvre et un début de travail. La tête est dans la fosse iliaque, présentation de l'épaule gauche, tête à droite, dos en avant. On place un ballon Champetier et à la dilatation complète le lendemain 4 on pratique l'embryotomie à midi.

Enfant putréfié, poids : 3,640 gr. Délivrance artificielle immédiate.

Suites de couche fébriles. Phlébite qui nécessite 3 mois 1/2 de séjour à l'hôpital. Sort en bon état.

634. — IIpare, 7 mois. Elle a eu un avortement de 3 mois, 20 ans. Elle entre le 31 août à 5 h. 30 du matin, en travail depuis la veille au soir 10 heures ; membranes intactes, fœtus vivant. On constate une présentation de l'épaule droite en A. I. D.

Dilatation complète à 10 h. 50 du matin ; on pratique la version par manœuvres internes. Enfant vivant : 1,560 gr. Délivrance naturelle 15 min. après. Membranes entières. Suites de couches normales.

L'enfant meurt 4 jours après.

TROISIÈME PARTIE

OPÉRATIONS

CRANIOTOMIE

264. — VIpare, 39 ans. 1 avortement 2 mois, et 4 à terme.

Elle entre le 8 avril, à 10 heures du matin.

Les dernières règles sont du 17-19 juillet : elle est enceinte de 8 mois 1/2.

Elle a des douleurs depuis le 5 avril à 2 heures du soir, ses membranes sont rompues depuis le 7 : le fœtus est mort et putréfié (odeur), la température est à 38°,6 le soir, le pouls à 160.

Au toucher on constate un col non effacé ; ouvert, permettant l'introduction de 2 doigts. Épaississement du col du côté gauche. Présentation du sommet avec procidence du cordon. On fait la perforation du crâne avec l'instrument de Blot.

Le travail se déclare et elle accouche 18 h. 1/2 après d'un enfant putréfié pesant 2,900 gr.

Elle meurt le soir de son accouchement (infection par le vibrion septique).

Applications de forceps chez les femmes à bassin normal.

Nº observation	PARITÉ	ÂGE	ACCOUCHEMENTS ANTÉRIEURS	BASSIN	TERME de la grossesse	PRÉSENTATION et position	DURÉE du travail	RUPTURE	ÉPOQUE des membranes	PRÉSENTATION au moment de l'application	RAPPORTS du col à l'entrée	MEMBRANES	SUITES de couches	POIDS à la sortie	FŒTUS né	LIEU de l'application	OBSERVATIONS
68	5	29	3 av. 1 siège à t.		à terme.	O.I.D.P.	24 h.	3 h. 15	Prématurée.	F. fœtale.	45 m.	Entières 30-12	Normales.	8440	Vivant.		Inertie utérine. P. de sortie : 3650.
195	1	34			8 m. 1/2	O.I.D.A.	31 h.	5 h. 15	?	Bord	Immédiate.	Entières 28-9	28-6 le 8e j.	3080	Vivant.		Inertie utérine. P. de sortie : 3240.
244	1	30			8 m. 1/2	O.I.D.P.	120 h.	4 h.	Prématurée.	F. fœtale.	45 m.	Entières 23-0	Normales.	1000	Vivant.		Lenteur du travail. Poids de sortie : 2270.
285	2	21	1 siège à terme.		à terme.	O.I.D.P.	25 h.	4 h. 30	Sp. dil. c.	F. fœtale.	Immédiate.	Entières.	Normales.	3200	Vivant.		Défaut de rot. Dégag. en O.S. Poids de sortie : 3300
467	1	17			à terme.	O.I.G.A.	24 h.	4 h.	Précoce.	F. fœtale.	Immédiate.	Entières.	Normales.	3200	Vivant.		Meurt le lendemain. Rien à l'autopsie. Inertie utér.
530	1	7			?	O.I.D.A.	?	5 h.	Sp. dil. c.	F. fœtale.	Immédiate.	Entières.	Féb. Mort.	3120	Vivant.		P. Sortie : 3060. Lenteur du travail. Allemande, meurt le 17e j. Méningite tuberculeuse.
505	9	48	8 accouchel à terme.		à terme.	Épaule dr. A.I.G. Vers. céph. O.I.G.A.	35 h.	?	Prématurée.	F. fœtale.	30 m.	Entières 29-17	Féb. Curett.	3290	Vivant.		P. de sortie : 3080. Fièvre à son entrée.
457	10	38	8 à 5 m., 3 c. et 1 siège.		à terme.	O.I.D.P.	7h. 30	1 h. 30	Sp. dil. c.	F. fœtale.	40 m.	Entières 28-15	Normales.	2640	Vivant.		P. de sortie : 2640.
550	1	22			à terme.	O.I.G.A.	14 h. 30	5 h.	Ignorée.	F. fœtale.	30 m.	Entières.	Normales.	3980	Vivant.		Né en état de mort app., ranimé. Lenteur du tr. P. de sortie : 3500.
656	1	34			8 m. 1/2	O.I.G.P.	33 h.	4 h.	Prématurée.	F. fœtale.	Immédiate.	Entières.	Normales.	2540	Vivant.		Lenteur du travail. P. de sortie : 2520.
667	1	21			à terme.	C.I.G.A.	8 h. 30	2 h.	Précoce.	F. utérial	9 h. 10	Entières.	Normales.	2960	Vivant.		Bal. des bruits du cœur. P. de sortie : 2670.
760	1	29			à terme.	O.I.D.P.	25 h.	4 h. 30	Sp. dil. c.	Artificielle		Déchirées.	Fébriles.	2800	Vivant.		3430 au dép. Défaut de rotation.
824	1	38			à terme.	O.I.D.P.	14 h. 30	4 h.	Prématurée.	F. utérine	Artificielle.	Déchirées.	Fébriles.	2850	Vivant.		Au départ : 2660. Fibrome intra. de la corne droite.
879	1	20			à terme.	O.I.D.A.	24 h.	2 h.	Sp. dil. c.	Artificielle		Déchirées.	Normales.	3210	Vivant.		Au dép. : 3180. Ralent. des bruits du cœur.
218, 425			V. grossesses gémellaires.														
706			Face (V. ce chapitre).														

Forceps chez les femmes ayant le bassin vicié.

Nº observation	PARITÉ	ÂGE	ACCOUCHEMENTS ANTÉRIEURS	BASSIN	TERME de la grossesse	PRÉSENTATION et position	DURÉE du travail	RUPTURE	ÉPOQUE des membranes	PRÉSENTATION au moment de l'application	RAPPORTS du col à l'entrée	MEMBRANES	SUITES de couches	POIDS à la sortie	FŒTUS né	LIEU de l'application	OBSERVATIONS
59	2	25	1 avortement.	Pr. s. p. 10,5 av. for. 9,7.	à terme.	O.I.G.A.	21 h. 30	6 h. 30	Prématurée.	F. fœtale.	45 m.	Masque de la caduque.	Normales.	3080	Vivant.	Excavation Inert. utérine.	Enfant meurt 12 h. après. Causes inconnues.
260	1	23		Bassin cyphotique. Diét. déir. infér.	8 m. 1/2	C.I.G.P.	15 h. 30	4 h. 30	Sp. dil. c.	Immédiate.		Déchirées.	Normales.	2480	Vivant.	Déf. inf. dég. en O.S.	Expulsion impossible. P. de sortie : 2700.
373	3	33	1 sp. à 8 m. 1/2	Angle accessible.	à terme.	O.I.D.P.	17 h. 30	30 m.	Sp. dil. c.	Artificielle.		Incomplètes.	Normales.	3280	Vivant.	Excavation.	Poids de sortie : 5600.
398	2	36		Pr. s. p. 11,2.	à terme.	O.I.D.P.	38 h.	40 m.	Prématurée	Artificielle		Déchirées.	Normales.	4300	Vivant.	Excavation.	Poids de sortie : 4180.
532	1	22		Pr. s. p. 10,2. Ang. dévié à gauche.	à terme.	O.I.G.T.	17 h. 30	5 h.	Précoce.	F. fœtale.	40 m.	Entières 60-12.	Normales.	3560	Vivant.	A la vulve.	P. de sortie : 3080, lenteur du travail.
545	5	30	2 à 8 m. 1 sp. 1 vi. 3 à t. 1 sp. 1 forc.	Pr. s. p. 10,2. Sacrum aplati.	à terme.	C.I.G.P.	56 h. 45	?	Sp. dil. c.	Artificielle		Déchirées.	Normales.	3560	Vivant.	Excavation.	P. de sortie : 3560. .
764	1	23		Ang. dévié à g. Faux promontoire.	à terme.	O.I.D.P.	36 h. 15	3 h.	Sp. dil. c.	Artificielle		Déchirées.	Normales.	3090	Vivant.	Excavation.	Lenteur du travail.
791	1	26		Pr. s. p. 10,5.	à terme.	O.I.G.T.	31 h.	3 h.	Précoce.	Artificielle		Déchirées.	Normales.	3110	Mort.	Dét. supér.	Modification des bruits du cœur.

ACCOUCHEMENTS PROVOQUÉS

Il y a eu 4 accouchements provoqués chez des femmes à bassin normal, aucun chez des femmes à bassin vicié ; les accouchements ont été provoqués pour accidents cardiaques et placenta prævia.

184. — IIIpare, 27 ans. 2 à terme sp. sommet.
Elle entre le 9 mars pour hémorrhagie ; grossesse gémellaire.
Les dernières règles remontent au 8-14 juillet, elle est enceinte de 7 m. 1/2.
Elle avait déjà perdu du sang pendant sa grossesse ; cette fois depuis plusieurs heures, elle perd abondamment.
On rompt les membranes et on place un ballon Champetier à 10 h. 1/2 du matin.
A 11 h. début du travail, à 1 h. 20 du soir expulsion d'un 1er fœtus qui pèse 2,000 gr., mort-né.
A 1 h. 30, second fœtus vivant est amené par version.
Délivrance naturelle immédiate : placenta unique, 1,180 gr.
Suites de couches normales. A sa sortie, le second fœtus pèse 2,250 gr.

378. — VIIIpare 43 ans (1 av. 3 m. 6 à t. 5 sp. 1 forceps).
Elle entre le 24 mai à 3 h. du soir.
Les dernières règles remontent au 6 septembre, elle est donc enceinte de 8 mois.
Les membranes sont rompues depuis 24 heures, le fœtus est mort.
Présentation du siège en D. P.
On place un ballon Champetier à 10 h. du matin le 25, elle a des douleurs à 2 heures du soir.
Extraction du siège à 2 h. 30 du soir. Fœtus macéré, 2,950 gr.
Délivrance naturelle 30 m. après. 580 gr. Membranes entières 32-10.
Suites normales.

436. — Xpare, 40 ans (9 à terme sp. sommet).
Elle entre le 16 juin à 8 h. 1/2 du soir ; ses dernières règles remontent au 25-29 septembre, elle est donc à 8 m. 1/2.
Elle entre en asystolie, état grave. On fait une saignée de 300 gr. et on place dans le col un petit ballon Champetier.
Elle entre en travail le 17 juin à 1 h. du matin, elle accouche spontanément à 5 h. 1/2 d'un enfant pesant 4,100 gr. se présentant par le sommet en O. I. G. A.
Délivrance spontanée 10 m. après. Entières 35-12.
Suites normales.
Sort le 10e jour en assez bon état. Poids de l'enfant 4,260 gr.

442. — IIIpare, 28 ans (1 avort. et à terme sp. sommet).
Elle entre le 19 juin pour hémorrhagie. Les dernières règles datent du 1er-6 octobre, elle est enceinte de 8 mois.
On met un ballon à 11 h. du soir, le 19 ; le travail débute de suite, mais très lent, et elle accouche le lendemain 20, à 2 h. du soir, d'un enfant mort-né pesant 2,840 gr., se présentant par le siège.
Suites de couches normales. La délivrance a été expulsée avant le fœtus, le placenta pesait 500 gr.

SYMPHYSÉOTOMIES

Il n'y a eu que deux symphyséotomies pendant l'année 1896 à la maternité.

228. — Vpare, 28 ans (3 forceps et 1 spontané).

Elle entre à la maternité le 27 février. Les dernieres règles datent du 15-20 mai; elle n'est pas en travail, la tête est au-dessus du détroit supérieur en O.I.G.T.

Bassin rétréci, promontoire saillant. Diam. pr. s. p. 10,5. Rachitique, taille 1 m. 48 cent.

Elle entre en travail le 27 mars à 11 h. du soir; d'après ses règles elle serait grosse depuis 317 jours.

Le 28 à 7 h. 1/2 du matin, dilatation 1 franc, rupture des membranes, procidence d'une main et du cordon; on place un ballon Champetier grand modèle pour hâter la dilatation.

Expulsion du ballon à 2 h. 1/2 du soir.

On pratique la symphyséotomie (Champetier de Ribes); extraction à 3 h. d'un enfant vivant pesant 4,130 gr., avec le forceps.

Délivrance artificielle immédiate.

Suites de couches normales, la tempér. ne dépasse pas 38°, mais légère suppuration au niveau de la plaie qui se tarit à l'expulsion d'un catgut.

Poids de l'enfant à la sortie 4,800 gr. le 18 mai.

525. — IIpare, 23 ans (1 forceps, à terme).

Elle entre le 25 juin, non en travail. Les dernières règles datent du 18 sept.; la tête est au-dessus du détroit supérieur en O.I.D.T.

Bassin rétréci, pr. s. p. 11, bassin irrégulier, beaucoup plus petit à gauche.

Elle entre en travail le 22 juillet à 10 h. du matin; d'après ses règles, elle serait enceinte de 310 jours.

La dilatation est complète le 24 juillet à 7 h. 1/2 du matin; les membranes sont rompues depuis quelques heures. Aucun engagement.

On pratique la symphyséotomie à 10 h. 1/2. Enfant vivant pesant 3,150 gr. extrait avec le forceps.

Délivrance artificielle immédiate.

Plusieurs phlébites pulmonaires dans les suites de couches; elle sort 1 mois après, bien rétablie.

Poids de l'enfant à sa sortie, 3,600 gr.

VERSIONS PAR MANŒUVRES INTERNES

La version a été pratiquée 8 fois dans le service, 1 fois pour bassin rétréci, 2 fois pour placenta prævia, 2 fois pour présentation de l'épaule et 3 pour procidence du cordon.

17. — IIIpare, 30 ans (2 som. forceps, 1 siège.)

Elle entre à la maternité le 3 janvier ; elle entre en travail à midi, le 5. Les dernières règles datent du 22 mars, elle est donc enceinte de 9 mois.

Le bassin est rétréci ; diamètre pr. s. p. 10,3 ; avec pelv. Farab. 8.

Présentation du sommet en G. T., tête non engagée.

Rupture artificielle des membranes à dilat. complète le 6, à 10 h. du matin. Après la rupture, le col se reforme en partie, on met un ballon Champetier : après expulsion du ballon, procidence d'un bras, et on termine l'accouchement à 11 h. 30, par une version.

Enfant mort pendant l'extraction, pèse 3,130.

Délivrance naturelle immédiate, placenta 580, membranes déchirées.

Dans les suites de couches, 38°,5 le 3ᵉ jour, ensuite température normale.

Sort le 19 janvier en bon état.

119. — Voir *Placenta prævia.*

184. — Voir *Accouchements provoqués.*

335. — IXpare, 45 ans (8 à terme, sommet).

Elle entre à la maternité le 10 mai à 11 h. du matin avec une présentation de l'épaule, en travail depuis le 3 à 7 h. du matin. Dilatation comme 5 fr. très dilatable. On pratique la version céphalique par manœuvre interne, en plaçant la tête qui est dans la fosse iliaque gauche au-dessus du détroit supérieur.

Dilatation complète à 6 h. du soir, la femme est épuisée et fébrile, on termine par une application de forceps.

Enfant vivant : 3,280.

Délivrance naturelle 30 min. après. Membranes entières 25-17.

Entrée avec de la fièvre. Curettage.

Sort le 23 mai en bon état. Enfant, 3,080 gr.

634. — Voir *Présentation de l'épaule.*

778. — IVpare (3 sommet à terme), 32 ans. Grossesse gémellaire.

Elle entre à la maternité le 18 octobre à 8 h. 30 du soir ; elle a eu ses premières douleurs à 7 h. du soir le même jour, les membranes sont rompues depuis le matin.

Les dernières règles datent du 21-25 janvier, elle est donc enceinte de 8 m. 1/2.

Dilatation complète à 10 h. du soir ; à 10 h. 50, elle expulse un 1ᵉʳ fœtus qui se présente par le siège. Le 2ᵉ fœtus se présente en D. T. avec procidence du cordon et d'un bras. On pratique la version par manœuvres internes. Enfant vivant du poids de 2,700 gr.

Délivrance artificielle pour hémorrhagie 25 minutes après. Placenta unique : 1,130 gr., membranes entières. Suites normales. Poids de sortie du 1ᵉʳ fœtus : 2,740 gr. ; 2ᵉ : 2,680 gr.

861. — VIIpare (6 à t. sp. sommet), 31 ans.

Elle entre à la maternité le 21 novembre à 7 h. 45 du matin, souffrant depuis 6 heures. La dilatation est presque complète. Présentation du sommet en O. I. D. P., membranes intactes avec procubitus du cordon. On rompt les membranes, et on fait la version par manœuvres internes.

Enfant vivant du poids de 3,280 gr. Délivrance naturelle 10 m. après, membranes entières 32-11.

Suites de couches normales. Poids à la sortie : 3,460 gr.

301. — Ipare, 17 ans.

Elle entre le 5 décembre à 9 h. 30 du soir. Dilatation 1 fr.; elle souffre depuis 6 heures du soir le 4 décembre. Les dernières règles datent du 22 février, elle est à terme.

Présentation du sommet en D. T. Bassin rétréci. Pr. s. p. 11. Tête au-dessus du détroit supérieur. Membranes intactes au-dessus desquelles on sent battre le cordon.

Dilatation complète à 11 h. 1/2 du matin le 7 décembre; on a placé un ballon Champetier à 10 heures pour la compléter. Rupture des membranes et version. — Enfant mort pendant l'extraction : 3,600 gr.

Suites normales. Délivrance artificielle immédiate.

Délivrances art... lles. — Primipares.

N° D'ORDRE	ÂGE	PARITÉ	TERME	PRÉSENTATION ET POSITION	DURÉE DU TRAVAIL	EXPULSION	RUPTURE DES MEMBRANES	DÉLIVRANCE AVANT ...	POIDS DU FŒTUS	POIDS DU PLACENTA	TECHNIQUE DE L'ACCOUCHEMENT	AUTRES DE COUCHES	OBSERVATIONS
157	34	1	à terme.	S.I.G.A. m. des fess.	11 h.	2 h. 30	?	Immédiate.	2680	400	Extract. siège.	Normales.	Extraction du siège pour bassin rétréci.
423	27	1	8 m. 1/2	1er som. D.P. 2e siège	25 h.	5 h.	1er précoce. 2e Dil. c.	Immédiate.	2600; 2e 2750	700	1er forceps; 2e extr.	Normales.	
580	17	1	8 m. 1/2	O.I.G.A	18 h.	30 m.	Sp. dil. c.	1 h. 30	2370	400	Spontané.	Fébriles.	Déliv. artif. pour hémorrhagia.
744	22	1	à terme	O.I.D.P.	35 h. 15	2 h. 30	Sp. dil. c.	Immédiat.	3000	370	Forceps.	Normales.	
751	24	1	à terme.	O.I.G.A.	21 h.	3 h.	Sp. dil. c.	10 m.	3110	570	Forceps.	Normales.	
760	20	1	à terme.	O.I.D.P.	25 h.	4 h. 30	Sp. dil. c.	Immédiat.	3700	490	Forceps.	Fébriles.	
756	10	1	à terme.	Siège D.A.	16 h.	4 h.		Prématurée.	4060	560	Extract. du siège.	Fébriles.	
869	24	1	8 m. 1/2	O.I.D.P.	17 h. 45	4 h. 30		Prématurée.	2910	410	Spontané.	Normales.	Rétention d'un cotylédon qu'on enlève avec la main.
894	38	1	8 m. 1/2	O.I.D.P.	14 h. 30	1 h. 30.		Prématurée.	2650	440	Forceps.	Fébriles.	
879	20	1	8 m. 1/2	O.I.D.A.	26 h.	2 h.	Sp. dil. c.	Immédiate.	3910	510	Forceps.	Normales.	
991	17	1	à terme.	O.I.D.T.	66 h.	30 m.	Sp. dil. c.	Immédiate.	3400	600	Version.	Normales.	
914	38	1	?	O.I.G.A	?	?	?	20 m.	1380	220	Spontané.	Meurt 1 h. 30 apr.	Cardiaque en asystolie. Déliv. artif. pour hémorrhagie.

Délivrances art... lles. — Multipares.

N° D'ORDRE	ÂGE	PARITÉ	TERME	PRÉSENTATION ET POSITION	DURÉE DU TRAVAIL	EXPULSION	RUPTURE DES MEMBRANES	DÉLIVRANCE AVANT ...	POIDS DU FŒTUS	POIDS DU PLACENTA	TECHNIQUE DE L'ACCOUCHEMENT	AUTRES DE COUCHES	OBSERVATIONS
119	31	3	à terme.	O.I.D.P.	5 h. 45	5 m.	Sp. dil. c.	Artificielle immédiate.	2900	450	Version.	Une fois 38°,4.	Placenta praevia. Ballon.
121	41	1	à terme.	O.I.D.P.	2 h. 30	5 m.	Sp. dil. c.	1 h.	2280	330	Spontané.	Fébriles.	Déliv. p. hémorrhagie. Tuberculose pulmonaire.
228	28	3	à terme.	O.I.D.T.	18 h.	3 h.	Précoce	Immédiate.	4130	430	Symphyséotomie.	Normales.	
373	29	3	à terme.	O.I.D.P.	7 h. 30	30 m.	Sp. dil. c.	15 m.	3380	660	Forceps.	Normales.	
398	36	2	à terme.	O.I.D.P.	38 h.	10 m.	Prématurée	20 m.	4300	700	Forceps.	Normales.	
402	38	3	7 mois.	O.S.	6 h. 40	10 m.	Prématurée	1 h.	1900	?	Spontané.	Fébriles.	Phlébite utéro-ovarienne.
507	30	7	à terme.	Ep. g. en A.I.G	12 h.	5 h.	Précoce	40 m.	4470	700	Embryotomie.	Normales.	
545	23	2	à terme.	O.I.D.T.	48 h. 30	3 h.	Prématurée	Immédiate.	3190	430	Symphyséotomie.	Fébriles.	
546	30	5	à terme.	O.I.G.P.	56 h. 45	?		Immédiate.	3550	370	Forceps.	Normales.	
557	32	2	à terme.	Ep. g. en A.I.D.	33 h. 50	?	Prématurée	Immédiate.	3640	550	Embryotomie.	Fébriles.	Fœtus putréfié.
606	40	3	8 mois 1/2	O.I.D.P.	10 h.	10 m.	Précoce	30 m.	3100	480	Spontané.	Normales.	Déliv. artif. pour hémorrhagie.
656	23	4	7 mois	O.I.D.P.	2 h. 30	15 m.	Prématurée	7 h. 30	2070	490	Spontané.	Normales.	Utérus rigide.
743	36	2	à terme.	O.I.D.P.	1 h. 30	?	Sp. dil. c.	2 h. 15	3450	470	Spontané.	Normales.	Inertie utérine.
778	32	4	à term.	1er siège c.2e O.I.D.P.	4 h. 20	1 h. 20	Prématurée	25 m.	2770-2700	1130	1er sp.; 2e version.	Normales.	Déliv. pour hémorrhagie.

SUTURES DU PÉRINÉE

La suture du périnée se pratique dans le service au moyen de crins de Florence immédiatement après l'accouchement. On fait cette suture dans tous les cas ou la fourchette est entamée, en mettant suivant les besoins 1, 2 ou 3 crins de Florence ; dans quelques cas de déchirure très profonde du vagin on a fait la suture au catgut.

On a refait ainsi 73 périnées, 58 fois chez des primipares, 15 fois chez des multipares. Chez ces dernières on notait en général une déchirure à l'accouchement précédent, des végétations, de l'albuminurie ; plusieurs avaient accouché sur la voie publique.

Sur ces 73 réparations, 62 fois la réunion s'est faite complète par première intention, 5 fois elle fut médiocre et 6 fois la désunion se produisit. Sur ces 6 femmes, une seule fois (n° **824**) la suture secondaire fut jugée nécessaire, la réunion définitive fut d'ailleurs bonne.

RÉSUMÉ DES INTERVENTIONS

	P.	M.	TOTAL
Forceps.. (Femmes à bassin normal	12	5	17
(Femmes à bassin rétréci	4	4	8
Accouchements provoqués	»	4	4
Crâniotomie	»	1	1
Symphyséotomie	»	2	»
Versions par manœuvres internes	1	7	8
Embryotomie	»	2	2
Délivrances artificielles	12	14	26
Périnéorrhaphies	58	15	73

QUATRIÈME PARTIE

FŒTUS

MONSTRUOSITÉS FŒTALES

20. — Femme de 22 ans, secondipare.

1re grossesse à terme : enfant normal.

Elle accouche à 8 h. 1/2 en 7 h. de travail d'un garçon vivant de 2,650 gr., O.I.G.A., qui a un double pied bot varus.

Opéré 6 jours après sa naissance, il s'en va en bon état.

Suites de couches normales.

269. — Femme de 29 ans, IVpare.

3 sp. sommet à terme, 2 enfants normaux, le 3e avait les pieds bots.

Elle accouche après 8 h. de travail d'un enfant vivant de 2,520 gr., siège mode des fesses O.I.D.P. (fille) qui présente de la syndactylie complète du médius et de l'annulaire des 2 mains et incomplète des 3e et 4e orteils des 2 pieds.

La mère présente de la syndactylie des 3e et 4e orteils et un petit début entre l'annulaire et le médius gauche.

En outre, un enfant né le 1er avril chez une sage-femme agréée de l'hôpital, a été ramené dans le service pour une imperforation rectale.

Opéré le surlendemain de sa naissance, il a survécu pendant 5 mois; mort de cachexie après ce laps de temps.

Grossesses gémellaires. Primipares.

N°	AGE	TERME	PARITÉ	RUPTURE DE LA 1ʳᵉ POCHE spontanée art. compl.	poche 1ʳᵉ verte	LIQUIDE amniotique	PRÉSENTATION ET position	EXPULSION	Mort ou vivant	ÉTAT DE L'ENFANT A LA SORTIE	RUPTURE DE LA 2ᵐᵉ poche	LIQUIDE amniotique	PRÉSENTATION et position	TERMINAISON APRÈS l'expul. du 1ᵉʳ enfant	espon. / incis. du 2ᵉ poche	DURÉE TOTALE DU TRAVAIL	POIDS ET PLACE	ÉTAT DE L'ENFANT A LA SORTIE	DÉLIVRANCE	PLACENTAS	SUITES DE COUCHES	OBSERVATIONS
218	19	8 m.	1	....	1	Opalescent	O. I. G. A.	5 h. Forceps.	M. 1830 viv.	Bon 2060			O. I. D. P. Forceps.	15 m.	?	9 h.	M. 2110 viv.	Bon 1940	Nat. 30 m. F. 830	1	Fébriles.	Sort en bon état le 18ᵉ j.
425	27	8 m. 1/2	1		1	Opalescent	O. I. D. P.	5 h. Forceps.	M. 2800 viv.	Bon 2530	Immédiate artificielle		Siège en D. D.	5 m.	5 m.	22 h.	M. 2750	Bon 2520	Artificielle immédiate 790.	1	Normales.	
587	16	8 m.	1		1	Opalescent	Siège G. A.	1 h.	M. 1690 viv.	a vécu 14 h.	30 gr.	Opalescent	Siège en D.	30 m.	30 m.	5 h. 30	M. 1520	a vécu 27 h.	Nat. 30 m. 720.	1	Normales.	
781	20	8 m. 1/2	1	1	....	?	O. I. D. P.	3 h. 15	M. 2600 viv.	Bon 2630	15 m.	Opalescent	Siège en D. P.	15 m.	15 m.	9 h. 15	M. 2700	Bon 2470	Nat. 30m. 850.	1	Fébriles.	Curettage. Sort 22 j. après.

Grossesses gémellaires. Multipares.

N°	AGE	TERME	PARITÉ	RUPTURE DE LA 1ʳᵉ POCHE spontanée art. compl.	poche 1ʳᵉ verte	LIQUIDE amniotique	PRÉSENTATION ET position	EXPULSION	Mort ou vivant	ÉTAT DE L'ENFANT A LA SORTIE	RUPTURE DE LA 2ᵐᵉ poche	LIQUIDE amniotique	PRÉSENTATION et position	TERMINAISON APRÈS l'expul. du 1ᵉʳ enfant	espon. / incis. du 2ᵉ poche	DURÉE TOTALE DU TRAVAIL	POIDS ET PLACE	ÉTAT DE L'ENFANT A LA SORTIE	DÉLIVRANCE	PLACENTAS	SUITES DE COUCHES	OBSERVATIONS
96	26	7 m.	2	....	1	Citrin.	O. I. D. A.	15 m.	M. 1210 vécu 60 h.	Mort. après		Citrin.	O. S.	30 m.	15 m.	3 h. 30	F. 1520	Mort	Nat. Immédiate F. utér. 750 gr.	1	Mort.	Mort le 7ᵉ j. de septicémie.
184	27	7 m. 1/2	3	....	1	Opalescent	O. avec pr. du cordon.	15 m. Balise Ch.	M. 2000 Mort.	Mort.	Art 5m.	Citrin.	Epaule. Version.	15 m.	10 m.	2 h. 30	M. 2200 viv.	Bon 2520	Nat. Immédiate F. obér. 1180 gr.	1	Normales.	
199	29	8 m.	2	Artif. 2 h. av. l'acc.	1	Citrin.	O. I. G. P.	1 h. 15	M. 2460	Bon. 2500 après		Opalescent	Siège avec D.	30 m.	imm.	22 h.	F. 2490 viv.	Bon 2320	Nat. 30 m. 1570 gr.	1	Normales.	
297	26	8 m. 1/2	2	....	1	?	O. I. D. P.	2 h. 10	M. 2720	Bon. 3140	5 m.	verdâtre.	Siège G. A.	10 m.	5 m.	10 h.	F. 2620	Bon 2890	Nat. 40 m.	2	Normales.	
773	32	8 m. 1/2	4	....	1	?	S. en G. A.	60 m.	M. 2770	Bon. 2740	30 m.	Opalescent	O. D. T. avec pr. du cordon	30 m.	5 m.	4 h. 20	F. 2700	Bon 2680	Artif. 30 m. 1180 gr.	1	Normales.	Hémolyth. avant la délivrance.
864	30	5 m. 1/2	2	Artif. pr hydramnios.	Op. 1100 g.		O. I. D. P.	5 m.	M. 1370 né	a vécu 6 h.	10m.	Opalescent	O. I. G. A.	15 m.	5 m.	19 h 45	F. 1010	a vécu 6 h.	Nat. 1 h. après 680 gr.	1	Normales.	

7

Femmes dont les fœtus sont morts pendant la grossesse. — Primipares.

N° d'ordre	AGE	DATE des dernières règles	DATE de l'accouchement	PRÉSENTATION et POSITION	DURÉE du travail	EXPULSION	RUPTURE art. des membranes	PRÉSENTATION du placenta	DURÉE DE LA DÉLIVRANCE	MODE de délivrance	SUITES de couches	POIDS du fœtus	POIDS DU PLACENTA	MEMBRANES	CAUSES DE LA MORT
1	21	18-22 mai 1895.	1er janvier 1896.	O. I. D. A.	16 h.	30 m.	Sp. dil.	Bord.	Immédiate.	Naturelle.	N.	1950	460	Inc. caduque.	Syphilis.
40	24	mai 1895.	15 janvier 1896.	O. I. D. P.	6 h.	?	?	?	2 h.	Naturelle.	N.	1450	300	Incomplet.	
130	23	23-25 juillet 1895.	14 février 1896.	Siège complet.	6 h. 15	5 m.	?	utérine.	45 m.	Naturelle.	N.	1500	600	Incomplet.	
165	18	14-17 juin 1895.	2 mars 1896.	O. I. G. A.	10 h.	1 h.	Précoce.	fœtale.	1 h.	Naturelle.	N.	2000	540	Incomplet.	
286	20	27-31 juillet 1895.	20 avril 1896.	O. P.	25 h.	?	Sp. dil.	utérine.	Immédiate.	Naturelle.	N.	2280	430	Incomplet.	Syphilis.
466	19	1-5 décembre 1895.	1er juillet 1896.	Siège G. A.	25 h.	40 m.	Sp. dil.	utérine.	25 m.	Naturelle.	Fébriles.	1620	450	Incomplet.	
475	20	2-3 décembre 1895.	3 juillet 1896.	Siège G. A.	29 h. 45	1 h. 45	Sp. dil.	utérine.	45 m.	Naturelle.	N.	2830	1060	Incomplet.	Albuminurie.
487	22	17 décembre 1895.	7 juillet 1896.	O. I. G. A.	8 h. 50	30 m.	Sp. dil.	utérine.	25 m.	Naturelle.	N.	1040	410	Incomplet.	Syphilis.
506	24	30 octobre 1895.	16 juillet 1896.	O. I. G. A.	68 h.	8 h.	Prématuré.	utérine.	1 h.	Naturelle.	Fébriles.	2450	450	Incomplet.	
567	24	Fin novembre 1895.	5 août 1896.	Siège S. I. G. A.	14 h.	1 h.	Sp. dil.	fœtale.	Immédiate.	Naturelle.	Fébriles.	2060	610	Incomplet.	Syphilis. Curettage.
612	24	6 janvier 1896.	23 août 1896.	O. I. D. A.	18 h.	15 m.	Sp. dil.	utérine.	30 m.	Naturelle.	N.	1280	300	Incomplet.	Syphilis.
792	41	20 novembre 1895.	20 octobre 1896.	O. I. G. A.	40 h.	1 h. 15	Précoce.	fœtale.	35 m.	Naturelle.	N.	3000	430	Incomplet.	Albuminurie.
765	20	10 mars 1896.	13 octobre 1896.	Siège G. A.	9 h.	5 m.	Sp. dil.	utérine.	1 h.	Naturelle.	Fébriles.	1870	350	Incomplet.	Cardiaque. Curettage.
805	36	25-27 janvier 1896.	27 octobre 1896.	O. I. D. P.	21 h.	25 m.	Prématuré.	fœtale.	50 m.	Naturelle.	N.	2200	310	Incomplet.	
822	24	5-10 février 1896.	4 novembre 1896.	O. I. G. A.	12 h. 30	4 h. 30	Sp. dil.	utérine.	30 m.	Naturelle.	N.	2730	540	Déchirées.	Syphilis.
907	34	?	9 décembre 1896.	Siège G. A.	?	?	?	utérine.	Immédiate.	Naturelle.	Mort 1 h. apr.	1260	150	Incomplet.	Éclampsie. Mort.
931	21	22-24 mars 1896.	15 décembre 1896.	O. I. D. P.	7 h.	30 m.	Précoce.	fœtale.	1 h.	Naturelle.	Normales.	3250	590	Entières.	Albuminurie.

Femmes dont les fœtus sont morts pendant la grossesse. — Multipares.

N° d'ordre	Âge	Parité	Grossesses et accouchements antérieurs	Date des dernières règles	Date de l'accouchement	Présentation et position	Durée du travail	Rupture des membranes	Présentation du placenta	Durée de la délivrance	Mode de délivrance	Suites de couches	Poids du fœtus	Poids du placenta	Causes de la mort
9	30	5	1 à t. mort, 1 av. 1 terme.	10-18 mai 1895.	6 janvier 1896.	?	2 h.		Sp. dil. c.	?	30 m.	Nat.	Normales.	2050	430	Chute le 28 décembre.
23	38	7	1 av. 5 à terme sp. s.	mai 1895.	9 janvier 1896.	O. I. G. A.	1 h. 30.		Prématurée.	F. fœtale.	1 h.	Nat.	Normales.	1310	490	Éclampsie. — Albuminurie.
25	34	3	2 à terme sp.	mai 1895.	9 janvier 1896.	Siège f. D. A.	7 h. 30.		Précoce.	?	Immédiate.	Nat.	Mort.	1000	220	Alcoolisme. Néphrite.
37	38	3	7 à terme sp.	20-24 juin 1895.	14 janvier 1896.	Siège G. A.	17 h.		Sp. dil. c.	F. fœtale.	30 m.	Nat.	Normales.	1180	400	
100	28	4	1 à 7 m. 2 à terme.	22-26 juin 1895.	6 février 1896.	O. I. G. A.	3 h.		Sp. dil. c.	?	Immédiate.	Nat.	Normales.	1690	270	Albuminurie.
122	28	3	1 à terme sp.	mai 1895.	14 février 1896.	O. I. G. A.	6 h. 45.	1 h.	Précoce.	F. utérine.	Immédiate.	Nat.	Normales.	2730	540	Syphilis au 3e mois de la grossesse.
145	21	3	2 av.	9-8 août 1895.	24 février 1896.	O.	13 h. 45.	5 h.	Sp. dil. c.	F. utérine.	1 h. 15	Nat.	Normales.	1150	520	
164	26	2	1 à 6 m.	10-13 juin.	26 février 1896.	O. I. D. A.	13 h. 30.	30 m.	Précoce.	F. fœtale.	Immédiate.	Nat.	Normales.	3100	750	
201	30	10	2 av. 7 à terme.	25 avril-1er mai.	16 mars 1896.	O. I. G.	5 h.		Prématurée.	F. fœtale.	1 h. 30	Nat.	Fébriles.	1910	360	Albuminurie.
258	28	2	1 à terme.	20 juillet 1895.	7 avril 1896.	Siège I. G. A.	6 h. 15.	15 m.	Sp. dil. c.	F. fœtale.	1 h. 15	Nat.	Normales.	1760	270	Syphilis.
262	37	4	3 à terme sp. s.	?	9 avril 1896.	O.	12 h. 30		Sp. dil. c.	F. fœtale.	45 m.	Nat.	Normales.	1660	350	Intoxication gravidique.
351	38	4	2 av. 1 à terme.	1er octobre 1895.	16 mai 1896.	Siège.	5 h.		Prématurée.	?	Immédiate.	Nat.	Normales.	630	160	Albuminurie.
378	43	8	1 av. 6 à terme.	6 septembre 1895.	25 mai 1896.	Siège s. D. P.	8 h.	10 m.	Prématurée.	F. fœtale.	30 m.	Nat.	Normales.	2050	580	Rupt. prém. des membr. Ballon.
369	37	4	3 à terme sp.	?	30 mai 1896.	O.	7 h.		Sp. dil. c.	F. fœtale.	1 h.	Nat.	Normales.	1750	350	
439	23	3	2 à terme sp. s.	16 septembre 1895.	18 juin 1896.	Siège G.	7 h. 45.		Sp. dil. c.	F. utérine.	1 h. 15	Nat.	Fébriles.	1360	620	
453	34	4	1 à terme sp.	Septembre 1895.	24 juin 1896.	O. I. G. A.	2 h. 30.	2 h.	Sp. dil. c.	F. utérine.	30 m.	Nat.	Normales.	2600	550	
454	21	2	1 av.	20-25 octobre 1895.	25 juin 1896.	Siège.	12 h.		Sp. dil. c.	F. utérine.	Immédiate.	Nat.	Normales.	810	300	
489	19	2	1 à 7 mois.	10-13 décembre 1895.	3 juillet 1896.	O. I. G. A.	7 h.	1 h.	Sp. dil. c.	F. utérine.	1 h. 15	Nat.	Normales.	1480	580	
539	31	5	2 à terme sp. s.	18 décembre 1895.	27 juillet 1896.	O. I. G. A.	11 h. 30.		Sp. dil. c.	F. fœtale.	1 h. 10	Nat.	Normales.	850	380	
557	32	2	1 av. 5 m.	24 octobre 1895.	4 août 1896.	Sp. g. en A. I. D.	33 h. 50.		Prématurée.	?	10 m.	Artificiel	Fébriles.	860	550	Putréf. du fœtus. Phlébite.
617	35	9	2 av. 3 à terme.	5 janvier 1896.	24 août 1896.	Siège D.	21 h.	1 h.	Sp. dil. c.	F. utérine.	30 m.	Nat.	Normales.	1020	430	
637	20	7	7 av. terme, 4 à terme.	22 janvier 1896.	1er septembre 1896.	O. I. G. A.	18 h.	10 h.	Sp. dil. c.	F. fœtale.	Immédiate.	Nat.	Normales.	2250	1280	Syphilis.
604	21	2	1 à terme sp.	10-13 janvier 1896.	19 septembre 1896.	Siège G. A.	25 h.	15 m.	Sp. dil. c.	F. utérine.	30 m.	Nat.	Normales.	1480	150	
655	22	2	1 à terme sp.	?	19 septembre 1896.	O. I. G. A.	16 h. 30.	12 h.	Sp. dil. c.	F. utérine.	20 m.	Nat.	Normales.	1370	360	
686	21	3	2 à terme sp.	?	21 septembre 1896.	O. I. D. P.	4 h. 40.	10 m.	Sp. déf. c.	?	30 m.	Nat.	Normales.	1360	430	Albuminurie.
738	22	2	1 à 8 mois sp.	?	4 octobre 1896.	O. I. G. A.	13 h. 15.		Sp. dil. c.	F. utérine.	30 m.	Nat.	Normales.	1360	430	
745	29	3	1 av. terme, 1 à terme.	15 février 1896.	8 octobre 1896.	Siège G. A.	6 h.	45 m.	Sp. dil. c.	F. utérine.	45 m.	Nat.	Normales.	1520	360	
845	36	4	1 av. terme, 3 à terme.	?	15 novembre 1896.	Siège G. A.	6 h.	10 m.	Sp. dil. c.	F. utérine.	Immédiate.	Nat.	Fébriles.	1350	520	
889	20	3	1 av. terme, 1 à terme.	?	2 décembre 1896.	O.	6 h.	4 h.	Sp. dil. c.	?	Immédiate.	Nat.	Normales.	1100	500	
897	31	5	2 à t. 1 viv. sp.	9 février 1896.	6 décembre 1896.	Siège C. G.	14 h. 30.	16 h.	Sp. dil. c.	F. fœtale.	Immédiate.	Nat.	Normales.	1330	320	Perd du sang depuis 5 mois.
903	22	2	1 à terme sp.	1er avril 1896.	8 décembre 1896.	O. I. G. A.	25 h.	20 h.	Sp. dil. c.	?	4 h.	Nat.	Fébriles.	2400	350	
922	23	2	1 à terme sp.	?	15 décembre 1896.	O. I. D. P.	9 h.	20 h.	Sp. dil. c.	F. utérine.	30 m.	Nat.	Normales.	1390	570	
926	27	2	1 av.	?	16 décembre 1896.	O. I. G. A.	8 h.	19 h.	Sp. dil. c.	F. fœtale.	5 h.	Nat.	Mort.	1330	300	Éclamptique.
934	34	3	2 av. terme.	8-11 mars 1896.	20 décembre 1896.	O. I. D. P.	14 h. 45.	13 h.	Prématurée.	Immédiate.	Immédiate.	Nat.	Normales.	1970	210	
946	30	2	1 av. 8 m.	?	24 décembre 1896.	Siège mole desf. G.	29 h.	28 h.	Prématurée.	F. utérine.	15 m.	Nat.	Normales.	1310	420	
952	32	5	4 à terme sp.	Fin mars.	25 décembre 1896.	O. I. G. A.	10 h.	20 h.	Prématurée.	F. utérine.	Immédiate.	Nat.	Fébriles.	2480	340	Albuminurie.

OPHTALMIES PURULENTES

Il n'y a pas eu d'ophtalmie purulente au sens propre du mot : plusieurs enfants ont eu de la conjonctivite purulente bénigne qui a cédé plus ou moins rapidement; ce sont ces cas que nous rapportons. Le traitement consiste en cautérisations au nitrate d'argent et en grands lavages boriqués.

NUMÉRO	PARITÉ	PRÉSENTA-TION ET POSITION	DURÉE DU TRAVAIL	EXPULSION	POIDS DE L'EN-FANT	DÉBUT DE L'OPHTAL-MIE	UNI OU BILATÉR.	ÉTAT A LA SORTIE	SUITES DE COUCHES	OBSERVATIONS
8	1	O.I.G.A.	5 h. 15	1 h. 15	2450	?	Bilatér.	Guéri.	Normales.	
65	2	O.I.G.A.	27 h.	15 m.	3550	?	Bilatér.	Guéri.	Normales.	
169	1	O.I.G.A.	8 h. 30	1 h. 15	2040	?	Bilatér.	Guéri.	Normales.	
235	2	O.I.D.P.	18 h. 30	30 m.	2980	?	Unilat.	Guéri.	Normales.	
265	2	O.I.G.A.	5 h. 45	15 m.	3310	?	Unilat.	Inc. guéri.	Normales.	
293	8	O.I.D.A.	2 h. 30	?	2780	?	Bilatér.	Guéri.	Normales.	
305	1	O.I.D.P.	26 h. 15	1 h. 45	2550	7e jour.	Bilatér.	Guéri.	Normales.	
366	4	O.I.G.A.	2 h. 30	5 h.	4060	8e jour.	Unilat.	Guéri.	Normales.	
393	2	O.I.D.P.	4 h. 30	15 h.	2380	?	Unilat.	Guéri.	Normales.	
510	1	O.I.G.A.	10 h.	4 h.	2310	?	Unilat.	Guéri.	Normales.	
742	1	O.I.G.A.	18 h. 30	45 m.	3420	6e jour.	Unilat.	Guéri.	Fébriles.	Curettage.
750	1	O.I.G.A.	1 h. 30	15 m.	2300	8e jour.	Bilatér.	Inc. guéri.	Normales.	
828	1	O.I.G.A.	25 h. 15	45 m.	2330	8e jour.	Unilat.	Guéri.	Fébriles.	Légère élév. 7e et 10e j.
867	1	?	6 h.	?	2500	7e jour.	Unilat.	Guéri.	Fébriles.	Curettage.
944	1	O.I.G.T.	4 h. 15	30 m.	2570	8e jour.	Bilatér.	Guéri.	Normales.	

CINQUIÈME PARTIE

MORBIDITÉ ET MORTALITÉ

PLACENTA PRÆVIA

Les nᵒˢ **119, 184, 442** sont entrées dans le service pour des accidents dus à l'insertion inférieure du placenta. La première de ces femmes était en travail, chez les 2 autres on a provoqué le travail au moyen du ballon Champetier. Voir pour les nᵒˢ **184** et **442** le chapitre « Accouchements provoqués ».

119. — Femme de 31 ans, multipare. Les deux autres accouchements ont eu lieu à terme, un forceps et un spontané. Elle entre à la maternité le 14 février à 7 h. du matin ; elle avait des douleurs depuis le matin 4 h. avec une hémorrhagie très importante. Le col est mal effacé, avec une dilatation comme 5 fr., avec le placenta à droite (membranes intactes). On met un ballon, l'hémorrhagie s'arrête ; elle expulse le ballon à 10 h. 30 et on termine par une version facile. Enfant vivant pesant 2,900 gr. Délivrance immédiate. Légère élévation le soir du 6ᵉ jour de couche. Sort le 23 février en bon état ; l'enfant pèse 2,590 gr. le 2ᵉ jour où il est envoyé en nourrice.

Femmes albuminuriques. — Primip... (...inurie ayant persisté pendant au moins trois jours après l'accouchement).

N° D'ENTRÉE	AGE	PARITÉ	ACCOUCHEMENTS ANTÉRIEURS	TERME DE LA GROSSESSE	PRÉSENTATION ET POSITION	DURÉE DU TRAVAIL	EXPULS...	...LIVRANCE	POIDS DU PLACENTA	SUITES DE COUCHES	POIDS DU FŒTUS	QUANTITÉ D'ALBUMINE	DURÉE	OBSERVATIONS
29	37	1	....	7 m. 1/2	O. I. D. P.	11 h.	2 h.	...mat. 1 h.	380	Normales.	1380.	Vivant.	....	....	Saigné en méd. pour albumin.
153	19	1	....	8 m. 1/2	O. I. D. P.	6 h.	?	...mat. 10 m.	610	Normales.	3450.	Vivant.	....	....	
275	27	1	....	à terme.	O. I. G. A.	10 h.	2 h. 15	...mat. 90 m.	690.	Normales.	3540.	Vivant.	....	12 jours.	
390	28	1	....	à terme.	O. I. D. P.	19 h.	?	...mat. immédiat.	470	Normales.	3020.	Vivant.	1 gr.	0,75 à la sortie.	
348	23	1	....	8 m. 1/2	O. I. G. A.	15 h. 30	45 m.	...90 m.	480	Normales.	2090.	Vivant.	Légère.	11 jours.	
560	29	1	....	8 m. 1/2	O. I. D. P.	10 h.	45 m.	...30 m.	380	Normales.	7480.	Vivant.	....	12 jours.	
372	20	1	....	à terme	O. I. G. P.	9 h. 55.	55 m.	...mat. 40 m.	680	Normales.	3360.	Vivant.	....	....	Éclamptique.
489	31	1	....	6 m.	O. I. G. A.	6 h. 30	1 h. 30	...mat. 30 m.	490	Normales.	1770.	Vivant.	....	0,50 à la sortie	Album. prolongée de la grossesse.
471	23	1	....	8 m.	O. I. G. P.	17 h.	5 m.	...h. immédiat.	540	Normales.	2840.	Vivant.	....	Disp. 6e jour.	
478	20	1	....	7 m. 1/2	Siège G. A.	28 h. 45.	1 h. 45	...mat. 45 m.	1060	Normales.	2890.	Macéré.	....	Disp. 4e jour.	
550	22	1	....	à terme.	O. I. G. A.	14 h. 30	5 h.	...mat. 30 m.	650	Normales.	3080.	Vivant.	....	Lente à la sortie	Éclamptique. Forceps.
557	16	1	....	8 m.	2 sièges I. G. A. 2 O. A.	5 h. 30.	1 h. 30	...mat. 30 m.	720	Normales.	3070.	Vivant.	....	Disp. 9e jour.	Gémellaire.
735	19	1	....	à terme.	O. I. G. A.	5 h. 45.	1 h. 15	...mat. 15 m.	560	Normales.	2980.	Vivant.	....	Disp. 4e jour	Éclamptique.
893	19	1	....	à terme.	O. I. G. A	16 h.	25 m.	...h. immédiat.	160	Mourt 1 h. après.	1380.	Macéré.	10 gr.	....	Éclamptique.
907	34	1	....	?	Siège G. A.	?	?	...mat. 3 h.	900	Mourt 2 j. après.	1380.	Macéré.	....	....	Éclamptique.
928	27	1	....	7 m.	O. I. G. A	7 h.	15 m.	...mat. 40 m.	710	Normales.	3730.	Vivant.	....	10 jour.	Saigné 3 mois pour une albuminurie pendant la grossesse.
936	18	1	....	à terme.	O. I. G. A	19 h. 30.	30 m.	...mat. 40 m.	580	Normales.	3250.	Macéré.	....	Disp. 4e jour	Menaces d'éclampsie. Saignée.
951	21	1	....	8 m. 1/2	O. I. D. P.	7 h.	30 m.								

Femmes albuminuriques. — Multip... ...inurie ayant persisté pendant au moins trois jours après l'accouchement).

N° D'ENTRÉE	AGE	PARITÉ	ACCOUCHEMENTS ANTÉRIEURS	TERME DE LA GROSSESSE	PRÉSENTATION ET POSITION	DURÉE DU TRAVAIL	EXPULS...	...LIVRANCE	POIDS DU PLACENTA	SUITES DE COUCHES	POIDS DU FŒTUS	QUANTITÉ D'ALBUMINE	DURÉE	OBSERVATIONS
23	39	7	6 à 4 m., 5 à t. s.	7 m.	O. I. G. A.	1 h. 30	5 m.	...1 h. après.	400	Normales.	1310.	Macéré.	....	Persiste.	Éclampsie. Sort 11 j. ap. Bon état.
100	25	4	3 à 7 m. (éclamp.), 2 sp. s.	7 m.	O. I. G. A.	3 h.	5 m.	...h. immédiat.	270	Normales.	1090.	Macéré.	Considérable	0,50 c. à la sort.	Albumin. à sa gross. précéd. Éclampsie à son 3e acc.
201	36	10	2 à 4 m., 7 à terme, sp. s.	à terme.	O. I. G. A.	6 h.	?	...mat. 1 h. 30	890	Fébriles.	1910.	Macéré.	....	Disp. 5e jour.	
214	31	5	4 sp. s. à terme.	à terme.	O. I. D. P.	9 h. 30	1 h. 30	...mat. 30 m.	650	Normales.	3510.	Vivant.	....	Persiste.	
394	28	8	5 av. terme, 2 à terme.	8 m. 1/2	O. I. D. P.	8 h. 1/2	?	...mat. 50 m.	510	Normales.	3630.	Vivant.	....	Lente à la sortie	Albuminerie durant toute la gross.
790	38	6	3 à 5 m., 4 à terme.	à terme.	O. I. G. A.	7 h.	5 m.	...mat. 15 m.	600	Fébriles.	2780.	Vivant.	....	Disp. 10e jour.	Albuminerie de la grossesse.
801	38	6	5 av. t., 1 à terme.	6 m.	Siège.	5 h.	?	...h. immédiat.	160	Normales.	680.	Macéré.	....	Sortie 0,10 c.	
479	23	2	1 à t., avorme.	8 m. 1/2	O. I. D. P.	4 h.	5 m.	...h. immédiat.	300	Normales.	1320.	Vivant.	....	Sortie 0,10 c.	
518	40	5	2 av. et 2 sp. à terme.	à terme.	O. I. G. A.	9 h.	30 m.	...mat. 1 h.	540	Normales.	3890.	Vivant.	....	Sortie 0,15 c.	
558	22	2	1 av. 2 m.	?	O. I. G. A.	10 h.	30 m.	...h. immédiat.	460	Normales.	2700.	Vivant.	....	Persiste.	Éclamptique.
571	35	10	5 av. t., 4 à t.	7 m.	O. I. G. A.	18 h.	5 m.	...mat. 30 m.	380	Normales.	1280.	Mort.	....	Disp. à la sort.	
626	23	8	6 av. t., 5 à terme, s.	O.	6 h.	?	...h. immédiat.	600	Normales.	2940.	Vivant.	Considérable	....	Éclamptique.	
700	36	10	9 à t. soexomt.	à terme.	O.	?	?	...h. immédiat.	430	Normales.	3480.	Vivant.	....	0,25 c. à sort.	
734	30	2	1 à 6 m. 1/2	à terme.	O. I. G. A.	1 h. 15	?	...mat. 45 m.	430	Normales.	3570.	Vivant.	0, 10 cent.	Disp. 10e jour.	
795	28	2	1 av. 6 sem.	8 m. 1/2	O. I. G. P.	9 h. 15	2 h. 15	...h. immédiat.	400	Normales.	2410.	Vivant.	6 gr.	....	Éclamptique.
859	33	4	3 à t. sp. s.	8 m. 1/2	O. I. G. A.	7 h. 45	?	...h. immédiat.	500	Normales.	3880.	Vivant.	....	Lente à la sortie	
857	30	5	4 à terme.	à terme.	O. I. G. A.	24 h. 45	25 m.	...h. immédiat.	340	Fébriles.	2480.	Macéré.	....	Lente à la sortie	
952	32	5	4 à t. sp. s.	8 m. 1/2	O. I. G. A.	10 h.	10 m.								

Éclampsiques.

N° d'ordre	AGE	PARITÉ	GROSSESSES ANTÉRIEURES	TERME	PRÉSENTATION ET POSITION	DURÉE DU TRAVAIL	EXPULSION	DÉLIVRANCE ET DURÉE	POIDS DU PLACENTA	POIDS ET ÉTAT DU FŒTUS	NOMBRE DES ACCÈS D'ÉCLAMPSIE	MOMENTS DES ACCÈS	TRAITEMENT DES ACCÈS	SUITES	OBSERVATIONS
23	38	7	1 av. 5 à t.	7 mois.	O.I.G.A.	1 h. 30	5 m.	Nat. 1 h. après.	410	3140. Macéré.	5	Avant l'accouchem.	Chloroforme. Chloral.	Guérison.	Albumine persiste à la sortie.
372	20	1	....	à terme.	O.I.G.P.	9 h. 50	55 m.	Nat. 20 m.	680	3162. Vivant.	4	Avant l'accouchem.	Chloroforme.	Guérison.	A disparu à la sortie.
650	22	1	....	à terme.	O.I.G.A.	14 h. 30	5 h.	Nat 30 m.	650	3180. Vivant.	6	Avant l'accouchem.	Chloroforme.	Guérison	Louche d'albumine à la sortie.
656	22	2	1 av. 2 m. 1/2.	?	O.I.G.A.	10 h.	45 m.	Nat. imméd.	450	3160. Vivant.	3	Avant l'accouchem.	Chloroforme. Chloral.	Guérison.	A disparu à la sortie.
671	36	10	5 av. 1, 4 à t.	7 mois.	O.I.G.A.	?	5 m.	Nat. imméd.	290	2100. Mort-né.	6	Avant l'accouchem.	Chloroforme. Chloral. Saignée.	Guérison.	
700	36	10	9 à t.	à terme.	?	?	?	Nat. imméd.	600	3150. Vivant.	6	Avant l'accouchem.	Chloroforme. Saignée, injection intra-veineuse.	Guérison.	Accouchée en brancard.
709	19	1	....	8 mois.	O.I.G.A.	15 h.	40 m	Nat. imméd.	480	3100. Vivant.	9	7 h. après l'accouch.	....	Guérison.	Diagnostic incertain, pas d'albumine. Femme non épileptique ni hystérique.
823	19	1	....	8 mois 1/2.	O.I.G.A.	15 h.	25 m.	Nat. 20 m.	950	3180. Vivant.	2	Pendant le travail.	Sérum. Saignée. Chloroforme.	Guérison.	Alb. disparue le 3e jour.
832	33	4	3 à t.	8 mois 1/2.	O.I.G.A.	7 h. 45	?	Nat. imméd.	200	3140. Vivant.	8	Avant l'accouchem.	Chloroforme. Chloral. Sérum.	Guérison	Alb. disparue le lendemain.
907	34	1	....	?	Siège G.A.	?	?	Nat. imméd.	160	2780. Macéré.	1 dans le service; pas de renseignem.	Avant l'accouchem.	Chloroforme. Chloral. Sérum.	Mort.	Mort 1 h. après l'accouchement.
928	27	3	1 avort.	7 mois.	O.I.G.A.	?	15 m.	Nat. 5 h	300	2350. Macéré.	7	Avant l'accouchem.	Chloroforme. Chloral. Saignée. Sérum.	Mort.	Mort 4 j. après l'accouchement.

2 décès sur 11 soit 18 pour 100.

Curettages chez les primipares.

N°	AGE	TERME	PRÉSENTATION ET POSITION	DURÉE DU TRAVAIL	EXPULSION	RUPTURE DES MEMBRANES	DÉLIVRANCE	POIDS DU PLACENTA	POIDS ET ÉTAT DU FŒTUS	TEMPÉRATURE AVANT LE CURETTAGE	CURETTE DE LA TEMPÉRATURE APRÈS LE CURETTAGE	NOMBRE DE CURETTAGES	AUTRES TRAITEMENTS	DURÉE DE LA MALADIE	ISSUE DE LA MALADIE	OBSERVATIONS
13	22	à terme.	O. I. G. A.	23 h.	1 h. 30	?	Nat. 30 m.	560. Incompl.	3300. Vivant.	39° le 3° j.	Le 10° jour.	3	....	17 jours.	Guérison.	Inj. sérum Marmorek.
92	18	à terme.	O. I. G. P.	14h.45	2 h. 45	Précoce.	Nat. 1 h.	690. Ent. 24-5.	3300. Vivant.	39°5 le 2° j.	Le 3° jour.	3	....	3 jours.	Guérison.	Inj. sérum Marmorek.
259	24	8 m.	O. I. G. A.	12h.30	4 h.	Sp. dil. c.	Nat. 1 h.	650. Ent. 27-17.	3000. Vivant.	38°5 le 5° j.	Le lendemain.	....	....	5 jours.	Guérison.	
296	22	7 m.	O. I. G. A.	12 h.	15 m.	Sp. dil. c.	Nat. imméd.	320. Ent. 28-12.	2040. Vivant.	39° le 10° j.	Le 19° jour.	....	....	20 jours.	Guérison.	
349	25	7 m. 1/2	O. I. G. A.	21h.30	?	Sp. dil. c.	Nat. 1 h.	430. Incompl.	2000. Vivant.	39°5 le 4° j.	Le 2° jour.	....	....	4 jours.	Guérison.	
359	?	?	O. I. D. A.	?	3 h.	Sp. dil. c.	Nat. imméd.	550. Entières.	3190. Vivant.	39°2 le 6° j.	Le surlendemain.	1	....	4 j. de fièvre.	Morte en médecine.	Allemande ne donnant pas de renseignement. Forceps. Morte de méningite tuberculeuse.
367	25	à terme.	O. I. D. P.	3 h. 15	?	Prématurée.	Nat. 30 m.	630. Déchirées.	3720. Vivant.	39°2 le 3° j.	Le lendemain.	....	....	2 jours.	Guérison.	
379	23	8 m. 1/2	O. I. D. P.	14 h.	1 h. 20	Précoce.	Nat. 1 h. 20	680. Déchirées.	3210. Vivant.	39° le 3° j.	3 jours.	6	....	4 jours.	Guérison.	Inj. de sérum artificiel. Fièvre avec oscillation pendant 1 mois de grossesse.
400	18	8 m.	O. I. G. A.	42 h.	16 m.	Sp. dil. c	Nat. 45 m.	620. Ent. 29-9.	2290. Vivant.	38° le 2° j.	Le lendemain.	0	....	5 jours.	Guérison.	
451	19	8 m. 1/2	O. I. G. A.	12 h. 45	?	Précoce.	Nat. imméd.	400. Déchirées.	2360. Vivant.	39°9 le 1° j.	Le 36° jour.	2	Inj. int.-ut.	36 jours.	Guérison.	Sérum artificiel.
475	35	à terme.	O. I. G. A.	21h.30	1 h.	Prématurée.	Nat. 1 h.	570. Ent. 25-11.	4950. Vivant.	38°6 le 5° j.	3 jours.	....	....	3 jours.	Guérison.	
551	24	8 m.	O. I. G. A.	14 h.	1 h.	Sp. dil. c	Nat. 30 m.	510. Incompl.	2360. Macéré.	38°5 le 9° j.	Le lendemain.	....	....	4 jours.	Guérison.	Syphilitique.
555	19	à terme.	O. I. G. A.	12 h.	1 h. 15	Sp. dil. c	Nat. 30 m.	600. Déchirées.	3550. Vivant.	38°5 le 9° j.	2 jours.	....	....	3 jours.	Guérison.	
560	17	8 m. 1/2	O. I. G. A.	18 h.	30 m.	Artif. 1 h. 30	400. Entières.	9270. Vivant.	38°4 le 11° j.	Le lendemain.	5	Inj. int.-ut.	6 jours.	Guérison.	
624	18	8 m. 1/2	O. I. G. P.	18 h.	1 h.	Prématurée.	Nat. imméd.	7 Ent. 27-10.	3300. Vivant.	38° le 4° j.	5 jours.	0	Inj. int.-ut.	6 jours.	Guérison.	
680	34	8 m. 1/2	O. I. G. A.	4 h. 30	?	Prématurée.	Nat. 1 h.	470. Entières.	2600. Vivant.	38° le 2° j.	3 jours.	....	....	3 jours.	Guérison.	
708	15	8 m. 1/2	O. I. D. P.	7 h. 45	1 h. 15	Prématurée.	Nat. 1 h.	610. Entières.	3300. Vivant.	38° le 5° j.	3 jours.	....	Inj. int.-ut.	3 jours.	Guérison.	
721	20	8 m. 1/2	1er O. I. D. P. 2e sujet I.G.P.	9 h. 15	15 m.	Prématurée.	Nat. 30 m.	550. Déchirées.	1er 2600, 2e 2700. Vivants.	38°5 le 2° j.	2e curettage le 7° j. 6 jours.	8	....	13 jours.	Guérison.	
742	20	à terme.	O. I. G. A.	18h.30	45 m.	Sp. dil. c.	Nat. 15 m.	620. Ent. 28-8.	3490. Vivant.	38°5 le 4° j.	6 jours.	8	....	6 jours.	Guérison.	
748	22	8 m.	O. I. G. A.	8 h. 30	1 h.	Prématurée.	Nat. 25 m.	590. Ent. 47-6.	2260. Vivant.	38°5 le 5° j.	4 jours.	3	....	7 jours.	Guérison.	
205	20	7 m.	Siège.	8 h.	2 m.	Sp. dil. c.	Nat. 1 h.	350. Incompl.	1370. Macéré.	39°4 le 4° j.	Le lendemain.	....	....	3 jours.	Guérison.	
768	18	8 m.	Siège G. A.	9 h.	40 m.	Sp. dil. c.	Nat. imméd.	470. Ent. 27-12.	2450. Vivant.	38° le 12° j.	2 jours.	4	....	4 jours.	Guérison.	
770	21	à terme.	O. I. D. P.	21h.15	1 h. 15	Sp. dil. c.	Nat. imméd.	580. Déchirées.	3140. Vivant.	39° le 5° j.	4 jours.	3	....	5 jours.	Guérison.	
772	22	à terme.	O. I. G. A.	8 h. 30	30 m.	Sp. dil. c.	Nat. imméd.	850. Déchirées.	3640. Vivant.	39° le 5° j.	Le 21° jours.	4	....	20 jours.	Guérison.	
798	24	8 m.	O. I. G. A.	18h.30	1 h. 30	Précoce.	Nat. imméd.	460. Incompl.	3060. Vivant.	38°2 le 2° j.	Le jour même.	1	....	1 jour.	Guérison.	
805	29	à terme.	O. I. G. A.	20 h.	5 m.	Sp. dil. c.	Nat. 10 m.	630. Ent. 36-7.	3180. Vivant.	39°5 le 5° j.	Sort le 15° jour ingravescent fébrile (absent aussitôt).	5	....	13 jours.	Guérison non compl.	
831	19	8 m.	O. I. D. P.	8 h.	30 m.	Sp. dil. c.	Nat. imméd.	410. Ent. 28-5.	2030. Vivant.	38°5 le 5° j.	2 jours.	....	....	4 jours.	Guérison.	
856	23	8 m. 1/2	O. I. D. P.	13h.45	1 h. 45	Sp. dil. c.	Nat. 30 m.	550. Ent. 29-6.	3300. Vivant.	38°5 le 5° j.	3 jours.	3	....	4 jours.	Guérison.	
867	22	7 m.	?	6 h.	?	Prématurée.	Nat. 1 h.	590. Ent. 27-9.	2200. Vivant.	38°5 le 5° j.	10 jours.	4	....	11 jours.	Guérison.	Accouchée chez elle.
768	19	à terme.	Siège D. A.	15 h.	4 h.	Prématurée.	Artif. imméd.	550. Déchirées.	4260. Mort-né.	38°5 le 3° j.	5 jours.	6	....	7 jours.	Guérison.	

Curettages chez les multipares.

N° d'ordre	Age	Terme	Parité	Grossesses antérieures	Présentation et position	Durée du travail	Expulsion	Rupture des membranes	Délivrance	Poids du placenta et du cordon	Poids état du fœtus	Température avant la curettage	Température de la température après le curettage		Autre traitements	Durée de la maladie	Issue de la maladie	Observations
20	36	à terme.	6	7 à t. sp. s.	O. I. D. P.	5 h.	30 m.	Prématurée.	Nat. imméd.	560 déchiré.	3440 vivant.	39•5 le 3• jour.	4• jour.	2	.....	2 jours.	Guérison.	
45	20	8 mois.	3	2 à t. sp. s.	O. I. D. A.	9 h. 15	15 m.	?	Nat. 15 m.	370 ent. 36½	2690 vivant.	38•3 le 4• jour.	5• jour.	2	.....	6 jours.	Guérison.	
96	23	7 mois.	2	1 à 8 m mort-né.	O.I.D.A.-O S.	3 h. 30	45 m.	Sp. dil. c.	Nat. imméd.	750 déchiré.	1210), 2• 1500 30h. ½ ir/g. res	40•4 le 3• jour.	?	3	Inj.	5 jours.	Mort le ? j.	Sérum Marmorsck.
227	23	5 mois.	2	1 à 8 mois.	O. I. G. P.	4 h.	15 m.	Prématurée.	Nat. 1 h. aprés.	550 ent. 50½	3130 vivant.	38•2 le 11• jour.	1•• jour.	1	Inj.	2 jours.	Guérison.	
237½	23	à terme.	2	1 à terme.	O. I. G. A.	5 h.	1 h.	?	Nat. imméd.	?	3830 vivant.	40•3 le 1•• jour.	14 jours.	•	.....	15 jours.	Guérison.	Sérum Marmorsck.
289	20	5 mois.	2	1 à t. sp. s.	O. I. G. A.	11 h.	?	Sp. dil. c.	Nat. imméd.	550 ent. 33½	3460 vivant.	39•4 le 4• jour.	8 jours.	•	.....	11 jours.	Guérison.	
321	24	à terme.	4	3 sp. à terme.	Siège en D.	3 h.	?	Sp. dil. c.	Nat. imméd.	590 ent. 31½	3630 vivant.	39•5 le 3• jour.	7 jours.	•	.....	10 jours.	Guérison.	
335	45	à terme.	9	8 sp. à terme.	O. I. G. A.	35 h.	?	Prématurée.	Nat. 30 m.	560 ent. 29½	3280 vivant.	39•5 le 1•• jour.	6 jours.	1	.....	7 jours.	Guérison.	Forceps.
397	34	à terme.	2	1 forceps à t.	O. I. G. A.	30 h. 40	10 m.	Sp. dil. c.	Nat. 5. m.	3100 ranimé.	39•2 le 3• jour.	2 jours.	1	.....	4 jours.	Guérison.		
402	38	7 mois.	6	4 sp. à terme.	O. S.	6 h. 40	10 m.	Prématurée.	Art. ½ h. aprés.	? incomplète	3360 vivant.	•	7	Irrig. oubli.	13 jours.	?	Passe en chirurgie, quitte l'hôpital quelques jours après en mauvais état.
413	25	8 m. 1/2	2	1 à t. sp.	O. I. G. A.	2 h.	?	?	Nat. imméd.	640 ent. 33-11	3330 vivant.	38•• le 7• jour.	le 8• jour.	1	.....	5 jours.	Guérison.	
414	36	8 m. 1/2	5	1 av., 3 à t. sp.	O. I. D. P.	7 h.	30 m.	Sp. dil. c.	Nat. imméd.	670 incomplète	3510 vivant.	38•• le surlendemain.	le surlendemain.	1	.....	3 jours.	Guérison.	
439	25	8 m. 1/2	3	2 à t. sp.	Siège en S.I.G.	7 h. 45	?	Sp. dil. c.	Nat. 1 h. 15	620 incomplète	3360 macéré.	39•5 le 3• jour.	le lendemain.	1	.....	9 jours.	Guérison.	
574	28	à terme.	2	1 macéré 7 m.	O. I. D. P.	11 h.	30 m.	Sp. dil. c.	Nat. 30 m.	500 entière	3820 vivant.	38•4 le 4• jour.	le 25• jour et au 9• curettage le 17• jour.	0	Inj.int. utérin.	17 jours.	Guérison.	
663	20	6 m. 1/2	2	1 sp. à terme.	Siège complet.	19 h.	?	Prématurée.	Nat. imméd.	250 incomplète	3070 mort-né.	39•4 le 4• jour.	le lendemain.	0	.....	3 jours.	Guérison.	
688	32	8 m. 1/2	4	3 à t., 2 sp. 1 f.	O. I. G. A.	14 h. 30	10 m.	Sp. dil. c.	Nat. imméd.	610 incomplète	3010 vivant.	40•2 le 3• jour.	2• curet. le 6• jour.	2	.....	37 jours.	Morte 37• j.	Sérum. Syphilis. Pneumonie.
788	33	à terme.	4	3 à t. sp.	O. I. G. A.	10 h. 40	10 m.	Sp. dil. c.	Nat. imméd.	800 ent. 28-11	4180 vivant.	38•6 le 3• jour.	24 jours.	3	Inj.int. utérin.	26 jours.	Guérison.	Rhumatisme infectieux subaigu.
845	36	7 mois.	4	1 av. t., 2 à t. sp.	Siège A.	6 h.	10 m.	Sp. dil. c.	Nat. imméd.	520 incomplète	3380 macéré.	?• pri et té fièv.	?	2	.....	?	Guérison.	
882½	33	à terme.	5	4 sp. à t.	O. I. G. A.	5 h. 30	1 h.	Sp. dil. c.	Nat. imméd.	? déchiré.	3510 vivant.	38•5 le 3• jour.	10 jours.	7	.....	13 jours.	Guérison.	Acc. chez une sage-femme agréée.
903	29	5 mois.	2	1 sp. à terme.	O. I. G. A.	20 h.	20 m.	Prématurée.	Nat 3 h.	350 déchiré.	3400 macéré.	39•5 le 3• jour.	le lendemain.	2	.....	5 jours.	Guérison.	
938	29	à terme.	4	3 sp. à terme.	O. I. G. A.	10 h. 40	10 m.	Sp. dil. c.	Nat. imméd.	540 déchiré.	3640 vivant.	38•4 le 10• jour.	le lendemain.	2	.....	2 jours.	Guérison.	
952	33	8 m. 1/2	5	4 sp. à terme.	O. I. G. A.	10 h.	10 m.	Prématurée.	Nat. imméd.	340 incomplète	3480 vivant.	38•• le 2• jour.	le soir même.	2	.....	1 jour.	Guérison.	
951½	33	à terme.	5	1 à 7 m., 3 à t. sp.	O. I. G. A.	19 h.	2 h.	Sp. dil. c.	Nat. imméd.	? déchirée	3075 vivant.	39•• le 5• jour.	le lendemain.	2	.....	2 jours.	Guérison.	
957	32	à terme.	2	1 avort.	Sp. gauche en A. I. D.	38 h. 50	?	Prématurée.	Artif. 10 m.	650 déchiré.	3640 macéré.	40•• le 6• jour.	80 jours.	»	.....	85 jours.	Guérison.	Embryotomie. Phlébite.
826	32	à terme.	4	3 sp. à terme.	Siège S. S.	17 h.	?	Prématurée.	Nat. imméd.	530 ent. 27½	3360 mort-né.	39•• le 11• jour.	27 jours.	2	.....	28 jours.	Guérison.	Sérum Marmorsck. Phlébite.

MORBIDITÉ MATERNELLE

Si l'on compte le total brut des femmes ayant eu dans leurs suites de couches une température supérieure à 38°, on trouve qu'il y a eu 156 femmes dans ces conditions, 80 primipares et 76 multipares. — Si nous classons ces femmes suivant l'élévation de la température, nous trouvons les proportions suivantes :

FEMMES AYANT EU UNE SEULE FOIS UNE TEMPÉRATURE SUPÉRIEURE A 38°	FEMMES AYANT EU ENTRE 38° ET 39°	FEMMES AYANT EU ENTRE 39° ET 40°	FEMMES AYANT EU PLUS DE 40°	FEMMES CHEZ QUI L'ON A PRATIQUÉ LE CURETTAGE
54	53	44	5	56

Si maintenant l'on classe ces femmes suivant la cause qui a produit cette élévation thermique, l'on trouve :

CAS OU L'ON A PU ATTRIBUER NETTEMENT LA FIÈVRE A UNE LYMPHANGITE DES SEINS ET OU L'ON A TRAITÉ SEULEMENT CETTE LYMPHANGITE	CAS DE TUBERCULOSE PULMONAIRE	AUTRES CAUSES DE FIÈVRE (FURONCLE DU CONDUIT AUDITIF GRIPPE PNEUMONIE AVANT L'ACCOUCHEMENT)	INFECTION PUERPÉRALE CERTAINE OU PROBABLE
21	6	5	124

Sur ce nombre, plusieurs femmes avaient de la fièvre avant l'accouchement, d'autres venaient des asiles, y avaient été examinées et y avaient commencé leur travail ; nous avons fait les recherches sur un de ces asiles. Sur 54 femmes en provenant et qui sont venues faire leurs couches dans le service, 19 ont eu des suites de couches fébriles, *un peu plus du tiers* (35 pour 100).

MORTALITÉ

Il y a eu dans le service 15 décès durant l'année : 4 fois la mort eut pour cause la septicémie puerpérale, 2 fois l'éclampsie, 2 fois des affections cardiaques, 1 fois la rupture utérine, 1 fois l'hémorrhagie, 1 fois la tuberculose pulmonaire, 1 fois la méningite tuberculeuse, 1 fois l'urémie. Nous eûmes 2 cas de mort subite.

Les 4 cas de septicémie sont les n°ˢ 96, 264, 688 et 807.

Le n° **96** est une grossesse gémellaire, infectée dans le service vraisemblablement par une sage-femme qui était elle-même malade, avec de la fièvre le jour de l'accouchement et le lendemain un début d'érysipèle de la face, qui resta circonscrit autour de l'œil, du nez et de la joue.

Le n° **264** arrive avec de l'infection grave et un fœtus putréfié : elle succombe 14 heures après l'accouchement.

Le n° **688**, syphilitique, arrive avec de la fièvre et succombe 36 jours après l'accouchement.

Le n° **807** *bis*, avortement fait en province et ramenée en pleine infection, succombe 6 jours après son entrée.

En somme une seule femme a succombé à la septicémie contractée dans le service.

Résumé des divers cas de mort :

25. — Femme de 24 ans, tertipare. Elle accouche dans le service d'un enfant de 1,000 gr., mort-né non macéré. Délivrance naturelle, manque la caduque. Les dernières règles datent du mois de mai ; elle accouche le 9 janvier, elle est donc à 6 m. 1/2 de grossesse.

Femme pâle, anémiée, affaiblissement général, dit être malade depuis deux ans. Symptômes d'alcoolisme. Le 4ᵉ jour la température atteint 38°, on fait alors un curettage qui ramène des débris.

Le 16 février la température et le pouls sont normaux, mais dyspnée intense, douleurs dans les jambes. (Le Dr Bourcy, qui examine la malade, attribue les accidents à des névrites périphériques d'origine alcoolique.) Bruit de galop au cœur, pas d'albumine : brightisme sans albuminurie.

Succombe dans le même état le 22.

Autopsie. — Pas de lésions bien caractérisées : rien à l'utérus. L'examen microscopique des urines n'a pas été fait.

96. — Femme de 25 ans, secondipare. Elle accouche le 4 février, enceinte de 7 mois, de deux jumeaux vivants, l'un pesant 1,210 gr., l'autre 1,500 gr. ; le premier a vécu 60 heures et l'autre quelques minutes. Délivrance naturelle, une demi-heure après l'accouchement. Le lendemain matin, la température monte à 40°,2, le soir 40°,4 ; curettage le 3ᵉ jour qui ramène beaucoup de débris. Pansements utérins, injections de sérum artificiel ; la température reste vers 40° ; vomissements ; état général mauvais. Succombe aux progrès de la septicémie le 7ᵉ jour. A l'autopsie, nulle part de pus ; l'utérus a une teinte grisâtre. Rien de particulier aux organes.

163. — Femme de 36 ans, VIpare. Cette femme a eu 5 grossesses à terme, la dernière remonte à 7 ans. Elle a une maladie de cœur depuis l'âge de 25 ans, qui a succédé a une attaque de rhumatisme articulaire aigu. Elle n'est plus réglée depuis quelques années et ne s'est sentie enceinte qu'en sentant remuer environ 1 mois 1/2 avant son entrée à l'hôpital. Elle entre le 29 février avec de l'anasarque et de l'asystolie, engorgement des deux poumons, un foyer d'apoplexie pulmonaire. Elle accouche le 1er mars d'un enfant pesant 720 gr. L'asystolie augmente après l'accouchement; tentative de suicide de la malade qui s'ouvre les veines des avant-bras : elle succombe le 3 mars.

Autopsie. — Rétrécissement mitral considérable.

238. — Femme de 37 ans, VIIIpare. Entre dans le service le 21 mars. Dernières règles au mois de juin. Ne se croit néanmoins enceinte que de trois mois. Abdomen uniformément dur, dans lequel on ne perçoit et n'entend rien ; on fait le diagnostic d'hémorrhagie inter-utéro-placentaire, œdème généralisé. Albumine dans les urines; n'a perdu ni eau ni sang. Douleurs très vives.

Le 31 mars au soir, hémorrhagie abondante. On place un ballon Champetier : dilatation très lente ; le 1er avril à 10 h. du matin on pratique la dilatation rapide : le ballon est expulsé, suivi d'un flot de sang et de vésicules hydatiformes. Curettage, tamponnement. Succombe à midi.

Autopsie. — Rupture utérine, produite pendant la dilatation. L'utérus était envahi par les vésicules que l'on retrouve à l'examen histologique, jusque sous le péritoine : paroi utérine extrêmement amincie.

264. — Femme de 39 ans, VIpare. Elle est apportée à l'hôpital.le 8 avril à 10 h. 1/2 du matin. Elle est en travail depuis 3 jours ; le 5 avril, elle a rompu ses membranes, depuis elle souffre continuellement, perd des matières fétides et quelques heures avant son entrée le cordon est apparu hors de la vulve, à son entrée le cordon est noirâtre; au toucher on constate que le col n'est pas effacé, ouvert, permettant l'introduction de deux doigts, le col se dirige transversalement à droite et au fond; on sent la tête reposant sur la fosse iliaque droite. Le col à gauche est très épaissi (3 centim. environ) ; on fait la perforation du crâne avec le perforateur de Blot pour permettre l'engagement. A 5 heures du soir, dilatation complète, à 5 h. 1/2 accouchement spontané d'un enfant de 2,500 gr., macéré, d'une horrible fétidité. Grands lavages utérins. État général septicémique très grave; meurt le lendemain soir à 7 heures.

Autopsie. — Cadavre complètement décomposé, boursouflé (vibrion septique); l'épaississement du col est considérable à gauche mais sans ligne de démarcation nette.

330. — Femme d'âge inconnu, ne parlant pas le français. Paraît à terme, elle entre le 9 mai à 4 h. du matin : on fait une application de forceps pour lenteur de travail. Délivrance naturelle immédiate, membranes entières. Enfant de 3,120 vivant. Le 5e jour la température monte à 38° le soir, curettage le 7e jour ramenant quelques débris. Chute de la température. La malade est bizarre, se plaint de la tête, elle a des vomissements fréquents, la température et le pouls sont normaux. Le 12e jour le pouls s'accélère, la température restant normale. Sort le 15e jour malgré les observations. Le lendemain elle rentre dans un service de médecine où elle meurt le jour même.

Autopsie. — On a trouvé une méningite tuberculeuse type. Rien sur autres organes.

364. — Femme de 31 ans, soignée en médecine pour tuberculose pulmonaire chronique. Elle entre à 11 h. 40 du matin le 20 mai, venant d'accoucher pendant son transport de la salle où elle était à la maternité : elle était enceinte d'environ 7 mois. Délivrance spontanée 15 minutes après, membranes entières, placenta 320. L'enfant faible vit 8 heures, il pesait 1,200 gr. Elle succombe aux progrès de la cachexie tuberculeuse 6 jours après l'accouchement.

Autopsie. — Cavernes des deux poumons.

498. — Femme de 22 ans, tertipare, entre à la Maternité le 30 juin, à terme, non en travail, avec des symptômes de congestion pulmonaire avec pleurésie. On la soigne jusqu'au 12 juillet: son état s'améliore; elle quitte l'hôpital sans être accouchée. Elle est prise des douleurs de l'accouchement le lendemain et on la ramène dans le service, accouchée, non délivrée, l'enfant pèse 2,720. Délivrance naturelle à son arrivée. Le 9e jour de son accouchement, après des suite de couches qui paraissent normales malgré deux élévations au-dessus de 38° attribuées à son état pulmonaire, la malade se lève pour quitter l'hôpital malgré les observations qui lui sont faites ; elle tombe morte en quelques secondes avant qu'on ait pu lui porter secours.

Autopsie. — Petit épanchement de 200 à 250 gr. dans la plèvre droite. Caillot obturant le poumon gauche presque complètement. Gros caillot dans la veine iliaque gauche.

665. — Femme de 25 ans, primipare, à terme, accouche le 10 septembre à 5 h. du soir après 16 heures de travail. Délivrance naturelle 20 minutes après. L'enfant pèse 3,510 gr., le placenta 750 grammes. Après la délivrance, inertie utérine et hémorrhagie qu'aucun moyen ne peut arrêter : la femme succombe 3 h. 1/2 après l'accouchement.

688. — Femme de 32 ans, tertipare, enceinte de 8 mois, accouche le 17 septembre à 4 h.40 du soir d'un enfant pesant 2,010 gr. Délivrance naturelle immédiate, rétention de la caduque. Malade avant son entrée. Température à l'arrivée 38°. Syphilis contractée à 4 mois de grossesse ; l'enfant a du pemphigus palmaire et plantaire. Curettage le 2ᵉ jour, 2ᵉ curettage le 6ᵉ jour. Pneumonie droite le 8ᵉ jour. La température reste élevée et la femme succombe le 36ᵉ jour.
Autopsie. — Pleurésie purulente interlobaire. Endocardite. Péritonite, pus collecté dans le petit bassin.

717. — Femme de 45 ans, IXpare, bassin un peu rétréci, accouche spontanément le 27 septembre d'un enfant à terme pesant 3,130 gr. après 11 h. de travail. Le 3 octobre, 6ᵉ jour de couche, la température ayant été absolument normale, vers 1 h. du soir, malaises, nausées, état qui se prolonge jusqu'à 4 h. 1/2 du soir, où la malade, assise dans son lit, tombe brusquement et meurt.
Autopsie. — Tous les organes sont congestionnés et gorgés de sang, mais on ne trouve rien pour expliquer la mort.

807 *bis.* — Femme de 38 ans, entre dans le service le 3 octobre. Elle a fait chez elle un avortement de 4 mois le 30 septembre. Septicémie grave d'emblée ; à son entrée, elle a 39°,5 et plusieurs frissons. On fait le curettage le 4 octobre. Elle succombe le 8 aux progrès de la septicémie ; l'autopsie n'a pu être faite.

907. — Femme de 34 ans, primipare : arrive dans le coma, le 6 décembre, ayant eu déjà plusieurs accès d'éclampsie ; elle est enceinte d'environ 6 mois 1/2, l'enfant est vivant. Un accès dans le service 1 heure après son arrivée. Chloral, chloroforme pendant 24 heures. Urines très albumineuses. Le 7, état comateux, on n'entend plus les bruits du cœur.
L'état comateux persiste, et le 9, elle accouche d'un enfant mort et macéré ; elle-même succombe 1 heure après.
Autopsie. — Suffusions sanguines partout, abondantes surtout dans les méninges, le péritoine, l'estomac, etc. Hémorrhagie cérébrale occupant le ventricule latéral droit. Foie très altéré.

914. — Femme de 28 ans, primipare, entre à la Maternité le 12 décembre à 6 heures du soir. Ne connaît pas la date de ses dernières règles, se croit enceinte d'environ 8 mois. Cœur en asystolie, anasarque considérable, flots d'albumine dans les urines. A 9 h. du soir, à la dilatation complète et aux premiers efforts d'expulsion, dyspnée considérable et cyanose. Soulagement momentané par une saignée de 500 gr., mouchetures à la vulve et aux membres inférieurs. Accouche d'un enfant de 1,300 gr. mort. La malade succombe 2 heures après l'accouchement.
Autopsie. — Insuffisance aortique, insuffisance et rétrécissement mitral.

926. — Femme de 27 ans, IIpare, entre à la Maternité le 15 décembre à 9 h. du soir. Elle est dans le coma complet qui, d'après les renseignements, a succédé à un seul accès d'éclampsie qu'elle a eu chez elle. Urine très albumineuse. On fait une saignée de 500 gr. qui améliore un peu son état en diminuant la cyanose. Le 16, elle accouche à 7 h. du soir, toujours dans le coma qui persiste jusqu'au 20, jour où elle meurt à 5 h. 1/2 du soir.
Autopsie. — Foie altéré, reins congestionnés.

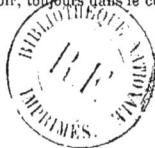

TABLE DES MATIÈRES

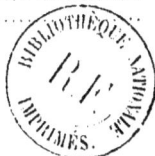

.

IMPRIMERIE LEMALE ET Cie, HAVRE